吸入療法
エキスパートのための
ガイドブック 2023

Certified by the Japan Asthma Society
A Guidebook for Inhalation Therapy Experts 2023

作成：一般社団法人日本喘息学会
吸入療法エキスパート委員会
監修：近藤りえ子／岩永賢司／堀口高彦／東田有智

協和企画

日本喘息学会『吸入療法エキスパートのためのガイドブック 2023』作成委員

■日本喘息学会理事長

東田　有智　　近畿大学病院

■担当理事

堀口　高彦　　豊田地域医療センター／藤田医科大学

■作成委員長

近藤りえ子　　近藤内科医院／藤田医科大学

■作成副委員長

岩永　賢司　　近畿大学病院総合医学教育研修センター

■ワーキンググループ（五十音順）

板澤　寿子　　埼玉医科大学医学部小児科

川山　智隆　　久留米大学医学部内科学講座呼吸器・神経・膠原病内科部門

相良　博典　　昭和大学医学部内科学講座呼吸器・アレルギー内科学部門

佐野　博幸　　近畿大学病院アレルギーセンター

田中　明彦　　昭和大学医学部内科学講座呼吸器・アレルギー内科学部門

田中　裕士　　札幌せき・ぜんそく・アレルギーセンター/医大前4条内科

玉置　　淳　　東京女子医科大学

玉田　　勉　　東北大学大学院医学系研究科内科病態学講座呼吸器内科学分野

手塚純一郎　　福岡市立こども病院アレルギー・呼吸器科

保澤総一郎　　広島アレルギー呼吸器クリニック

序

喘息はアレルギー疾患の増加とともに年々増え続け，common disease として一般医師が喘息患者全体の約 8 割の患者を診ている状況である．年齢も，新生児から高齢者まですべての年代にわたるため，小児科から内科まで幅広い診療科が携わっている．その中から喘息症状が改善しない患者が専門医に紹介されてくるが，正しい吸入操作の指導のみで改善する症例を経験することがある．日本全国，どこの医療機関を受診しても一定レベル以上の吸入指導が受けられるように，医師，医療スタッフへのいきわたった教育が必要であると考える所以である．

日本喘息学会は，最前線で診療をされている医師，薬剤師，すべての医療スタッフのために喘息診療を分かりやすく解説した『喘息診療実践ガイドライン』（Practical Guidelines for Asthma Management，PGAM）を発刊した．PGAM は，喘息を疑い診断がついたら，どのように治療を始めたらよいのかが分かりやすく解説されている．

そして，喘息治療の第 1 選択薬は吸入薬であるため，正しく効率的な吸入指導を行えるように『吸入エキスパートのためのガイドブック』（第 1 版）を作成することとなった．本書はデバイスの垣根を超え，スペーサーの垣根も超えた吸入指導に特化した学会主導のガイドブックとして本邦初となる．

喘息には COPD の合併も多いことから，COPD に対する保険適用のある吸入薬も収載し，デバイスの選択手順，吸入指導の具体的な説明，動画コンテンツの紹介に加えて，パンフレットも収載した．パンフレットはダウンロードしてプリントアウトができるように工夫されている．Wi-Fi のない環境下でも指導できるように DVD も付録として付けた．リモート診療でも吸入指導を便利に行えるなど，工夫が満載されている．加えて，喘息診療における吸入療法の重要な項目を解説した Q ＆ A コーナーも参考にしていただきたい．

本書は，喘息治療に造詣の深い本邦のトップランナーの講師陣が執筆された“パッと見てパッとわかる”吸入実践読本である．喘息診療に携わる多くの医師，医療スタッフの方々に，外来・薬局の机の横に置いていただき，明日からの喘息などの診療の要になることを期待する．

2023 年 7 月

一般社団法人日本喘息学会
吸入治療エキスパート担当理事
堀口高彦

目次

到達目標（アウトカム）

- **喘息治療における吸入薬の基礎知識・作用機序を理解する**
  ➡第1章
- **患者背景に合った適切な吸入薬のデバイスを提案する**
  ➡第1，2，3，7章
- **患者や介護者に，適切な吸入指導ができる**
  ➡第4，5，6，7，9，10章
- **医療連携を理解し，実践することができる**
  ➡第8章

本書における主な略語一覧

略語	和文表記	英文表記
ACO	喘息・COPD オーバーラップ	asthma-COPD overlap
COPD	慢性閉塞性肺疾患	chronic obstructive pulmonary disease
DPI	ドライパウダー定量吸入器	dry powder inhaler
ICS	吸入ステロイド薬	inhaled corticosteroid
LABA	長時間作用性β_2刺激薬	long-acting β_2-agonist
LAMA	長時間作用性抗コリン薬	long-acting muscarinic antagonist
LTRA	ロイコトリエン受容体拮抗薬	leukotriene receptor antagonist
PEF	ピークフロー	peak expiratory flow
pMDI	加圧噴霧式定量吸入器	pressurized metered-dose inhaler
SABA	短時間作用性β_2刺激薬	short-acting β_2-agonist
SAMA	短時間作用性抗コリン薬	short-acting muscarinic antagonist
SMI	ソフトミスト定量吸入器	soft mist inhaler

1 吸入薬の種類と作用機序—患者さんへの説明の仕方
(薬理作用・効果・注意点・副作用・禁忌症例など)

(1) 吸入ステロイド薬（ICS）

- 気道の炎症（ボヤ）を抑えて，咳や息苦しさを改善させる．
- 症状がなくても定期的に吸入する．
- 内服薬の約 1/10 の量で，かつ気道への投与で済むので，副作用は最小限である．
- 副作用は口腔内カンジダ症・嗄声（させい）などがある．口腔内カンジダ症の予防のために吸入後のうがいが重要である．嗄声が生じたら医師に相談する．

(2) 長時間作用性 β_2 刺激薬（LABA）

- 気管支を広げて息苦しさを改善させる．
- 症状がなくても定期的に吸入する．
- 喘息の治療には LABA 単剤で使わず，必ず抗炎症薬（ICS）と併用する．
- 副作用は動悸，頭痛，振戦などがある．減量・中止が必要な場合は医師に相談する．

(3) 長時間作用性抗コリン薬（LAMA）

- 気管支を広げて息苦しさを改善させる．
- 症状がなくても定期的に吸入する．
- 吸入時には眼に薬剤が入らないように注意する．
- 副作用は口渇，排尿困難，眼圧上昇などがある．前立腺肥大症による排尿障害のある患者では禁忌だが，薬剤を中止すれば速やかに症状は改善する．開放隅角緑内障には使用可能だが閉塞隅角緑内障には禁忌である．眼科医に確認する．

(4) 吸入ステロイド薬/長時間作用性 β_2 刺激薬（ICS/LABA）

- 最も気道の炎症（ボヤ）を抑える薬と気管支を広げる薬の合剤で，より早く咳や息苦しさを改善させる．
- 症状がなくても定期的に吸入する．
- 吸入ステロイド薬の副作用は口腔内カンジダ症・嗄声などがある．口腔内カンジダ症の予防のために吸入後のうがいが重要である．嗄声が生じたら医師に相談する．
- 長時間作用性 β_2 刺激薬の副作用は動悸，頭痛，振戦などがある．減量・中止が必要な場合は医師に相談する．

(5) 長時間作用性抗コリン薬/長時間作用性 β_2 刺激薬（LABA/LAMA）

- 気管支を広げる作用の β_2 刺激薬と抗コリン薬の合剤で，息苦しさを改善させる．
- 気管支喘息の治療には，必ず抗炎症薬（ICS）と併用する．
- 症状がなくても定期的に吸入する．
- 長時間作用性 β_2 刺激薬の副作用は動悸，頭痛，振戦などがある．減量・中止が必要な場合は医師に相談する．
- 抗コリン薬の副作用は口渇，排尿困難，眼圧上昇などがある．前立腺肥大症があっても使用できるが排尿障害が生じたら使用を中止し医師に相談する．開放隅角緑内障には使用可能だが閉塞隅角緑内障には禁忌である．眼科医に確認する．

(6) ICS/LABA/LAMA（吸入ステロイド薬/長時間作用性 β_2 刺激薬/長時間作用性抗コリン薬）

- 気道の炎症（ボヤ）を抑える吸入ステロイド薬と，気管支を広げる β_2 刺激薬/抗コリン薬の 3 種類の合剤であり，咳や息苦しさを改善させる．
- 症状がなくても定期的に吸入する．
- 吸入ステロイド薬の副作用は口腔内カンジダ症・嗄声などがある．口腔内カンジダ症の予防のためにうがいが重要である．嗄声が生じたら医師に相談する．
- β_2 刺激薬の副作用は動悸，頭痛，振戦などがある．減量・中止が必要な場合は医師に相談する．
- 抗コリン薬の副作用は口渇，排尿困難，眼圧上昇などがある．前立腺肥大症による排尿障害のある患者では禁忌だが，薬剤を中止すれば速やかに症状は改善する．開放隅角緑内障には使用可能だが閉塞隅角緑内障には禁忌である．眼科医に確認する．

(7) 発作（増悪）時：短時間作用性 β_2 刺激薬（SABA）

- 最も即効性がある気管支拡張薬であり，喘息発作（増悪）や急な息苦しいときに頓用する．
- 喘息には，定期的に使用しない．
- 副作用は動悸，頭痛，振戦などがある．

(8) 発作（増悪）時：短時間作用性抗コリン薬（SAMA）

- 即効性がある気管支拡張薬であり，喘息発作（増悪）や急な息苦しいときに頓用する．
- 定期的に使用しない．
- 副作用は口渇，排尿困難，眼圧上昇などがある．前立腺肥大症があっても使用できるが排尿障害が生じたら使用を中止し医師に相談する．開放隅角緑内障には使用可能だが閉塞隅角緑内障には禁忌である．眼科医に確認する．

2 吸入デバイスの種類と特徴

吸入デバイスの種類と特徴（表 2-1）

(1) pMDI（pressurized metered-dose inhaler）：加圧噴霧式定量吸入器（エアータイプ）

- 「噴射と吸入のタイミング（同調）」が理解できる症例に適している．
- 同調困難例（小児，高齢者，寝たきりなど）でもスペーサーを用いれば吸入可能．
- 使用する製剤により「アルコール臭」が問題となる場合がある．

(2) SMI（soft mist inhaler）：ソフトミスト吸入器

- 噴霧時間が約 1.5 秒間とゆっくり噴射されるため同調しやすい．
- 粒子が小さいため末梢気道まで到達しやすい．
- 無臭であるため「アルコール過敏症」にも使用できる．
- 薬剤がなくなったらロックされるため適切にデバイスを切り替えられる．

(3) DPI（dry powder inhaler）：ドライパウダー製剤定量吸入器

- 同調を必要としない．
- 吸気流速（そばをすすれる程度）が必要である．
- アルコール臭がないため「アルコール過敏症」にも使用できる．

表 2-1　各種デバイスの名称と特徴

	エアータイプ		ドライパウダー
	pMDI	SMI	DPI
操作性	操作手順は単純であり，共通性をもつ	前準備が複雑なので，薬剤師がセットすることが望ましい	多数のデバイスがあり，操作手順が異なる
吸気流速	ゆっくり大きく吸う 吸気が弱い，喘息増悪時にも吸入可能	ゆっくり大きく吸う 吸気が弱くても吸入可能	勢いよく大きく吸う （注：ブリーズヘラーはゆっくり大きく吸う） 十分な吸気流速が必要 喘息増悪時には適さない
吸気と噴霧の同調	必要（乳幼児・小児・高齢者はスペーサー併用が望ましい）	噴霧時間が約 1.5 秒間と長いため同調しやすい （スペーサー不要）	不要 （スペーサー不要）
高齢者，認知症，廃用性変化など	マスク付スペーサーや介助があれば可能	介助があれば可能	困難な症例もあるので留意する
アルコール臭	製剤により問題となる	無臭	無臭
保存期間 （p.27 参照）	開封後も使用期限まで使用可能である	3 か月以内に使用すること	デバイスによっては湿気に弱い
局所副作用	比較的少ない	口渇	比較的多い
残量確認	製剤によっては困難	容易	容易

表 2-2　吸入デバイス一覧表（各デバイス名の丸付き数字①～⑫は「吸入操作ビデオ」の番号）

		デバイス名	長期管理薬（商品名）						急性増悪（発作）治療薬	
			ICS	LABA	LAMA	ICS/LABA	LABA/LAMA	ICS/LABA/LAMA	SABA	SAMA
エアータイプ	pMDI	①エアゾール	オルベスコ キュバール フルタイド			アドエア フルティフォーム	ビベスピ	ビレーズトリ	メプチンキッドエアー メプチンエアー サルタノール	アトロベント
エアータイプ	SMI	②レスピマット			スピリーバ		スピオルト			
ドライパウダー	DPI	③ディスクヘラー	フルタイド	セレベント	※2022年3月で販売中止					
ドライパウダー	DPI	④ディスカス	フルタイド	セレベント		アドエア				
ドライパウダー	DPI	⑤エリプタ	アニュイティ		エンクラッセ	レルベア	アノーロ	テリルジー		
ドライパウダー	DPI	⑥タービュヘイラー	パルミコート	オーキシス		シムビコート				
ドライパウダー	DPI	⑦ブリーズヘラー		オンブレス	シーブリ	アテキュラ	ウルティブロ	エナジア		
ドライパウダー	DPI	⑧ツイストヘラー	アズマネックス							
ドライパウダー	DPI	⑨ジェヌエア			エクリラ					
ドライパウダー	DPI	⑩ハンディヘラー			スピリーバ					
ドライパウダー	DPI	⑪スイングヘラー							メプチン	
吸入液		⑫吸入液	パルミコート							

適応疾患：
- 喘息のみに適応あり
- 喘息・COPD の両方に適応あり
- COPD のみに適応あり

①エアゾール製剤

- ゆっくり大きく吸入する．
- 小児・高齢者など「同調」ができなくてもスペーサーを装着すれば吸入可能である．
- 長期管理薬と増悪（発作）治療薬（SABA，SAMA）のデバイスを統一することができる．

	商品名	写真	成分	規格	回数	用法・用量
ICS	オルベスコ Alvesco （帝人）	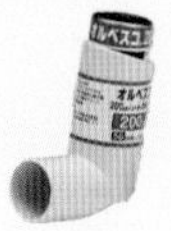	シクレソニド (ciclesonide：CIC-HFA)	50	112	成人：100～400 μg を 1 日 1 回 最大 800 μg 小児：100～200 μg を 1 日 1 回 コントロール良好な場合は 50 μg/日まで減量可能
				100	56	
					112	
				200	56	
	キュバール Qvar （大日本住友）	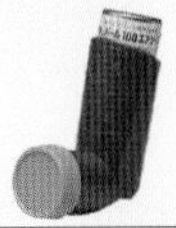	ベクロメタゾンプロピオン酸エステル（beclometasone dipropionate：BDP-HFA)	50	100	成人：100 μg を 1 日 2 回 最大 800 μg 小児：50 μg を 1 日 2 回 最大 200 μg
				100	100	
	フルタイド Flutide （GSK）	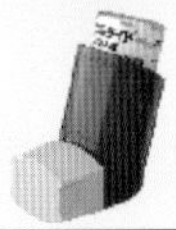	フルチカゾンプロピオン酸エステル（fluticasone propionate：FP-HFA)	50	120	成人：1 回 100 μg を 1 日 2 回 最大 800 μg 小児：1 回 50 μg を 1 日 2 回 最大 200 μg
				100	60	
ICS/LABA	フルティフォーム Flutiform （杏林）	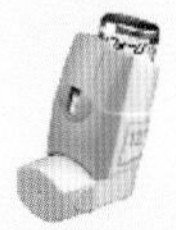	フルチカゾンプロピオン酸エステル/ホルモテロールフマル酸塩水和物（fluticasone propionate/formoterol fumarate hydrate：FP/FM-HFA)	50	56	成人・小児：50 エアゾールを 1 回 2 吸入，1 日 2 回 成人：症状に応じて 125 エアゾールを 1 回 2～4 吸入，1 日 2 回
					120	
				125	56	
					120	
	アドエア Adoair （GSK）	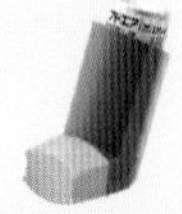	フルチカゾンプロピオン酸エステル/サルメテロールキシナホ酸塩（fluticasone propionate/salmeterol xinafoate：FP/SM HFA)	50	120	気管支喘息 成人：(50) 1 回 2 吸入 1 日 2 回 (125) 1 回 2 吸入 1 日 2 回 (250) 1 回 2 吸入 1 日 2 回 小児：(50) 1 回 1～2 吸入 1 日 2 回 COPD： 成人：(125) 1 回 2 吸入 1 日 2 回
				125	120	
				250	120	
LAMA/LABA	ビベスピ Bevespi Aerosphere （AZ）	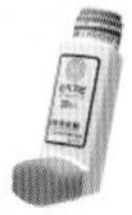	グリコピロニウム臭化物/ホルモテロールフマル酸塩水和物 (glycopyrrolate/formoterol fumarate hydrate：GLY/FM)	—	28	成人：1 回 2 吸入 1 日 2 回
					120	
ICS/LAMA/LABA	ビレーズトリ Breztri Aerosphere （AZ）	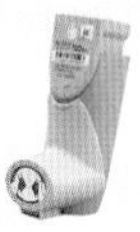	ブデソニド/グリコピロニウム臭化物/ホルモテロールフマル酸塩水和物 (budesonide/glycopyrrolate/formoterol fumarate hydrate：BUD/GLY/FM)	—	56	成人：1 回 2 吸入 1 日 2 回
					120	

SABA	メプチンエアー Meptin air (大塚)	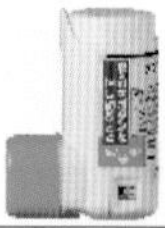	プロカテロール塩酸塩水和物 (procaterol hydrochloride hydrate)	—	100	成人：1回2吸入（最大8回/日） 小児：1回1吸入（最大4吸入/日）
	メプチンキッドエアー Meptin kid air (大塚)	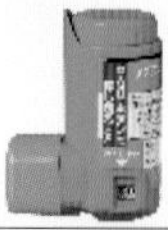	プロカテロール塩酸塩水和物 (procaterol hydrochloride hydrate)	—	100	成人：1回4吸入（最大16回/日） 小児：1回2吸入（最大8吸入/日）
SABA	サルタノール Sultanol (GSK)	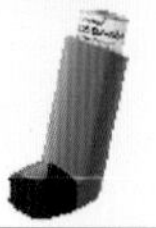	サルブタモール硫酸塩 (salbutamol sulfate)	—	200	成人：1回2吸入（最大8回/日） 小児：1回1吸入（最大4吸入/日）
SAMA	アトロベントエロゾル Atrovent (帝人)	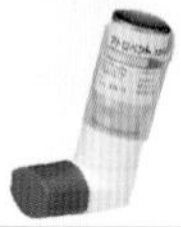	イプラトロピウム臭化物水和物（ipratropium bromide hydrate)	—	200	成人：1回1～2噴射を1日3～4回

②レスピマット：スピリーバ，スピオルト（NBI)

- ソフトミストインヘラーは約1.5秒間かけてゆっくり噴射するため吸気力が弱くても吸入可能であり同調しやすい．
- 粒子が小さいため末梢気道まで到達しやすい．
- 無臭なので「アルコール過敏症」にも使用できる．
- 薬剤がなくなったらロックされるため適切にデバイスを切り替えられる．

	商品名	写真	成分	規格	回数	用法・用量
LAMA	スピリーバ Spiriva (NBI)	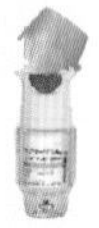	チオトロピウム臭化物水和物 (tiotropium bromide hydrate：TIO)	1.25	60	成人：1回2吸入1日1回
				2.5	60	成人：1回2吸入1日1回 COPD 成人：1回2吸入1日1回
LAMA/LABA	スピオルト Spiolt (NBI)	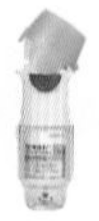	チオトロピウム臭化物水和物/オロダテロール塩酸塩 (tiotropium bromide hydrate/olodaterol hydrochloride：TIO/OLO)	—	28	成人：1回2吸入1日1回
					60	

④ディスカス：フルタイド，セレベント，アドエア（GSK)

- 操作が簡便である．

	商品名	写真	成分	規格	回数	用法・用量
ICS	フルタイド Flutide (GSK)	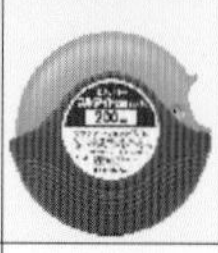	フルチカゾンプロピオン酸エステル (fluticasone propionate：FP)	50	60	成人：1回100 μgを1日2回，最大800 μg/日 小児：1回50 μgを1日2回，最大200 μg/日
				100	60	
				200	60	
LABA	セレベント Serevent (GSK)	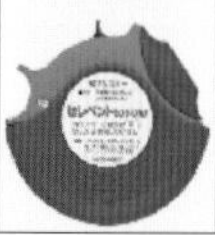	サルメテロールキシナホ酸塩 (salmeterol xinafoate：SM)	—	60	成人：1回1吸入　1日2回

	商品名	写真	成分	規格	回数	用法・用量
ICS/ LABA	アドエア Adoair (GSK)	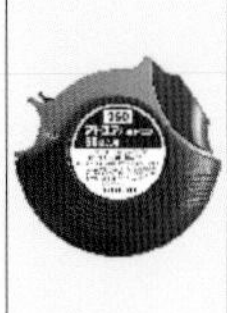	フルチカゾンプロピオン酸エステル/サルメテロールキシナホ酸塩（fluticasone propionate/salmeterol xinafoate：FP/SM)	100	28	成人：1回1吸入　1日2回 小児：アドエア100ディスカス のみ1回1吸入1日2回 COPD 成人：(250) 1回1吸入1日2回
					60	
				250	28	
					60	
				500	28	
					60	

⑤エリプタ：アニュイティ，エンクラッセ，レルベア，アノーロ，テリルジー（GSK）

- デバイス操作が，ワンアクションなので誤操作が少ない．
- 5種類の製剤があり，同じデバイスの中で変更しやすい．

	商品名	写真	成分	規格	回数	用法・用量
ICS	アニュイティ Arnuity (GSK)	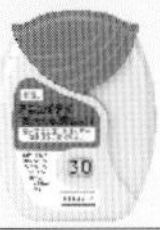	フルチカゾンフランカルボン酸エステル（fluticasone furoate：FF)	100	30	成人：1回1吸入1日1回
				200	30	
LAMA	エンクラッセ Encruse (GSK)	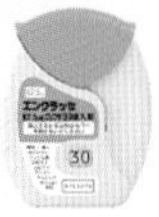	ウメクリジニウム臭化物（umeclidinium bromide：UMEC)	—	7	成人：1日1回吸入
					30	
ICS/ LABA	レルベア Relvar (GSK)	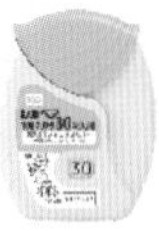	フルチカゾンフランカルボン酸エステル/ビランテロールトリフェニル酢酸（fluticasone furoate/vilanterol trifenatate：FF/VI)	100	14	成人：1回1吸入1日1回 COPD 成人：1回1吸入1日1回
					30	
				200	14	成人：1回1吸入1日1回
					30	
LAMA/ LABA	アノーロ Anoro (GSK)	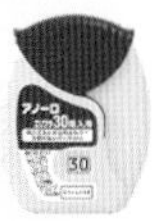	ウメクリジニウム臭化物/ビランテロールトリフェニル酢酸塩（umeclidinium bromide/vilanterol trifenatate：UMEC/VI)	—	7	成人：1日1回吸入
					30	
ICS/ LABA/ LAMA	テリルジー Trelegy (GSK)	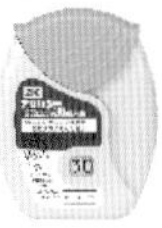	フルチカゾンフランカルボン酸エステル/ビランテロールトリフェニル酢酸塩/ウメクリジニウム臭化物（fluticasone furoate/vilanterol trifenatate/umeclidinium bromide：FF/VI/UMEC)	100	14	成人：1回1吸入1日1回 COPD 成人：1回1吸入1日1回
					30	
				200	14	成人：1回1吸入1日1回
					30	

⑥タービュヘイラー：A パルミコート（AZ）
B シムビコート（AZ），オーキシス（AZ，Meiji）

- パルミコート，シムビコートは薬剤量の微調節ができる．
- シムビコートは喘息増悪時に SMART 療法*ができる．

＊　SMART 療法：長期管理と発作治療を合わせて 1 日 8 吸入まで（一時的に 1 日合計 12 吸入まで増量可能）．1 日 8 吸入を超える場合は速やかに医療機関を受診するよう患者に説明する．

	商品名	写真	成分	規格	回数	用法・用量
ICS	パルミコート Pulmicort (AZ)	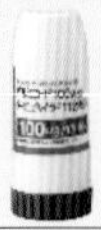	ブデソニド (budesonide：BUD)	100	112	成人：1 回 100～400 μg を 1 日 2 回（最大：1600 μg/日） 小児：1 回 100～200 μg を 1 日 2 回（最大：800 μg/日）
				200	56	
					112	
LABA	オーキシス Oxis (明治)	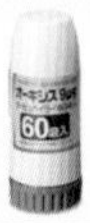	ホルモテロールフマル酸塩水和物 (formoterol fumarate hydrat：FM)	—	28	成人：1 回 1 吸入を 1 日 2 回
					60	
ICS/ LABA	シムビコート Symbicort (AZ)	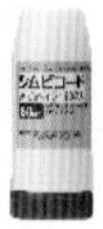	ブデソニド/ホルモテロールフマル酸塩水和物 (budesonide/formoterol fumarate hydrate：BUD/FM)	—	60	成人：1 回 1～2 吸入 1 日 2 回（最大：1 回 4 吸入 1 日 2 回合計 8 吸入/日） COPD 成人：1 回 2 吸入 1 日 2 回

⑦ブリーズヘラー：オンブレス，シーブリ，アテキュラ，ウルティブロ，エナジア
（ノバルティス）

- 手をよく洗って乾かしてから操作する．
- 吸入口が 2.8 cm と長いので「ホー吸入」がしやすい．
- 吸入流速が 20 L/分と弱くても吸入できる．ゆっくり大きく吸う．
- 吸入時に「カラカラ」と音が鳴るので，吸えているか音で確認できる．
- 吸入後に残薬がないかを確認できる．
- カプセルは絶対に飲まないように説明する．
- 高齢者においては，前準備で誤操作がないかを留意する．

	商品名	写真	成分	規格	個包装	用法・用量
LABA	オンブレス Onbrez (ノバルティス)	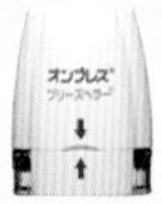	インダカテロールマレイン酸塩 (indacaterol maleate：IND)	—	14	成人：1 回 1 カプセル 1 日 1 回
					28	
LAMA	シーブリ Seebri (ノバルティス)	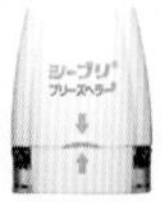	グリコピロニウム（glycopyrronium bromide：GLY）	—	14	成人：1 回 1 カプセル 1 日 1 回
					28	
ICS/ LABA	アテキュラ Atectura (ノバルティス)	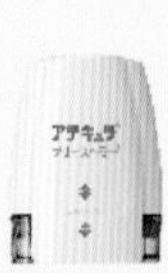	インダカテロール酢酸塩/モメタゾンフランカルボン酸エステル (indacaterol acetate/mometasone furoate：IND/MF)	低用量	14	成人：1回1カプセル　1日1回
				中用量	14	
				高用量	14	

	商品名	写真	成分	規格	個包装	用法・用量
LAMA/LABA	ウルティブロ ultibro （ノバルティス）	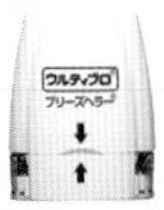	グリコピロニウム臭化物/インダカテロールマレイン酸塩 (glycopyrronium bromide/indacaterol maleate：GLY/IND)	—	14	成人：1回1カプセル1日1回
					28	
ICS/LABA/LAMA	エナジア Enerzair （ノバルティス）	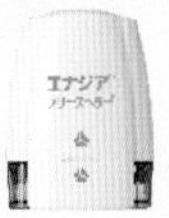	インダカテロール酢酸塩/モメタゾンフランカルボン酸エステル/グリコピロニウム臭化物 (indacaterol acetate/mometasone furoate/glycopyrronium bromide：IND/MF/GLY)	中用量	14	成人：1回1カプセル　1日1回
					28	
				高用量	14	
					28	

⑧ツイストヘラー：アズマネックス（MSD）

- デバイス操作が簡便である．
- 薬剤がなくなったらロックされるため適切にデバイスを切り替えられる．

	商品名	写真	成分	規格	回数	用法・用量
ICS	アズマネックス Asmanex (MSD)	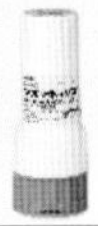	モメタゾンフランカルボン酸エステル (mometasone furoate：MF)	100	60	成人：1回100 μgを1日2回吸入．1日最大用量800 μg
				200	60	

⑨ジェヌエア：エクリラ（杏林）

- ボタンを押して小窓が「赤色から緑色」になったら吸入可能である．

	商品名	写真	成分	規格	回数	用法・用量
LAMA	エクリラ Eklira （杏林）	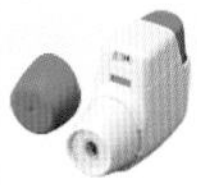	アクリジニウム臭化物 (Aclidinium Bromide：ACL)	400	30	成人：1回1吸入を1日2回
					60	

⑩ハンディヘラー：スピリーバ（NBI）

- カプセルに穴をあける過程で誤操作をしやすいので，特に高齢者においては確認をする．

	商品名	写真	成分	規格	個包装	用法・用量
LAMA	スピリーバ Spiriva (NBI)	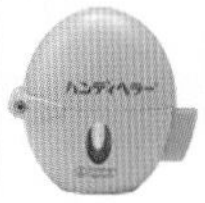	チオトロピウム臭化物水和物 (tiotropium bromide hydrate：TIO)	—	14	成人：1回1カプセル 1日1回
					28	

⑪スイングヘラー：メプチン（大塚）

- 喘息増悪時にのみ用いる．
- 成人は 1 回に 1～2 吸入，1 日最大 4 回 8 吸入まで．
- 小児は 1 回に 1 吸入，1 日最大 4 回 4 吸入まで．

	商品名	写真	成分	規格	回数	用法・用量
SABA	メプチン Meptin （大塚）	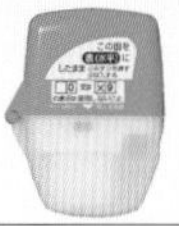	プロカテロール塩酸塩水和物 (procaterol hydrochloride hydrate，PRO)	—	100	喘息発作時 成人：1 回 20 μg（2 吸入） 小児：1 回 10 μg（1 吸入）

⑫吸入液：パルミコート（AZ）

- ジェットネブライザーを使用する（ただし，SARS-CoV-2 パンデミック時などでは個室での使用が望ましい）．
- 小児・高齢者・障害のある方などデバイス操作ができない症例でも介助があれば可能である．
- 同調が不要である．

	商品名	写真	成分	規格	アンプル/袋	用法・用量
ICS	パルミコート Pulmicort （AZ）	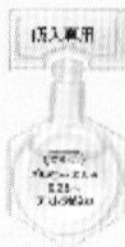	ブデソニド (budesonide，BUD)	0.25	5	成人：0.5 mg を 1 日 2 回または 1 mg を 1 日 1 回 （最高量 2 mg/日まで） 小児：0.25 mg を 1 日 2 回または 0.5 mg を 1 日 1 回 （最高量 1 mg/日まで）
				0.5		

3 吸入デバイスの選択方法
(練習器，スペーサーなどの吸入補助器具・噴霧補助具を含む)

- 患者背景に合ったデバイスを選択する．
- DPI の練習器が鳴り，勢いよく吸入できれば，どのデバイスでも吸入可能である．
- pMDI の同調ができない場合は，スペーサーの装着が望ましい．
- 正しい操作ができない場合や効果が不十分な場合は，デバイスの変更を検討する．

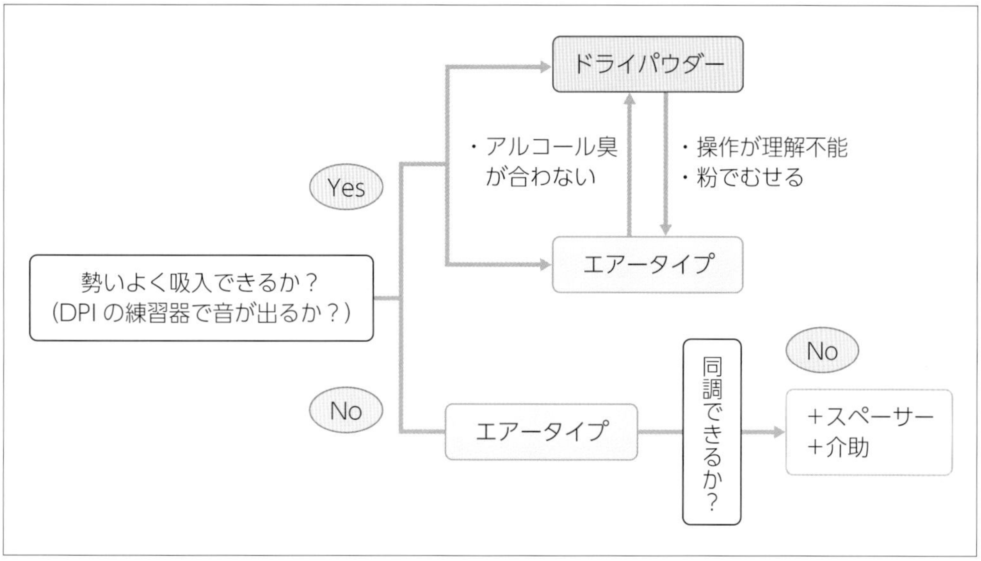

図 3-1　吸入デバイスの選択フローチャート

◎ホイッスル型練習器（図 3-2〜4）

- 初回のデバイス処方時にはホイッスル型練習器で音が出るか確認をする．
- 吸入指導の際にも適宜使用し，吸えているか確認をする．
- DPI 練習器は勢いよく大きく吸う．
- pMDI 練習器，SMI 練習器はゆっくり大きく吸う．5 秒間音が鳴るのが望ましい．

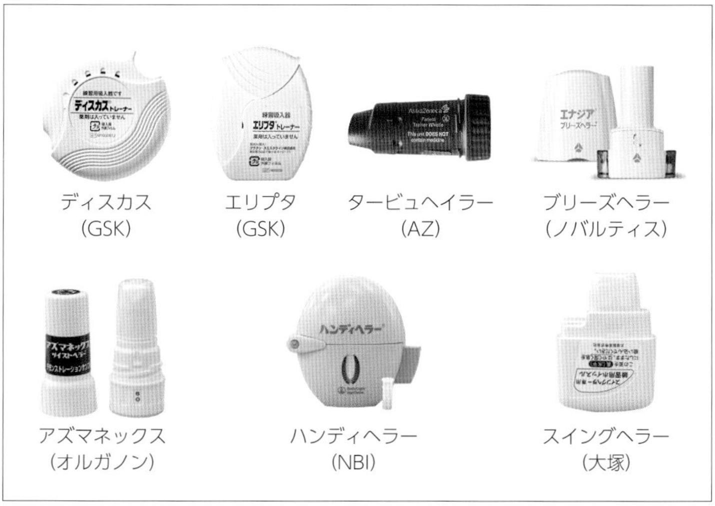

図 3-2　DPI 練習器

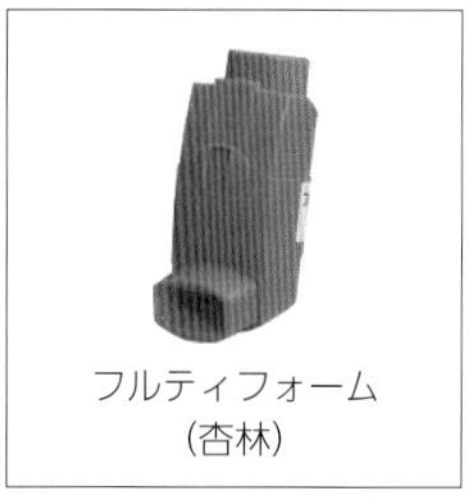

図 3-3　pMDI 練習器

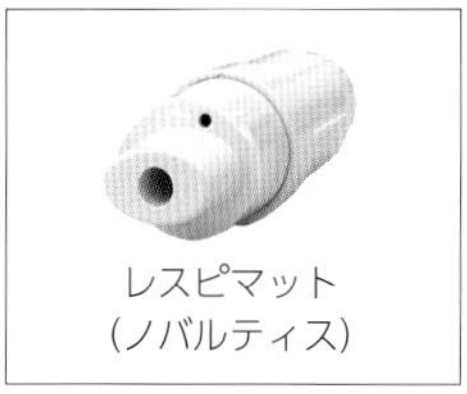

図 3-4　SMI 練習器

◎スペーサーの使用について（図 3-5）

- pMDI の使用中で，同調が困難な症例（乳幼児・高齢者・障害がある方）には，スペーサーの使用を勧める．
- 嗄声出現時には，スペーサーを使用すると大きい粒子がスペーサー内に残るため，口腔や咽喉部への不要な薬剤沈着を防いで嗄声が起きにくい．
- 6 歳未満または 65 歳以上の患者で ICS に吸入補助器具（スペーサー）を必要とする場合は「喘息治療管理料 2（初回に限り 280 点）」が算定でき，服薬指導を行う．指導にあたっては，スペーサーの使用方法などを文書を用いて説明し，内容の要点を診療録に記載する．

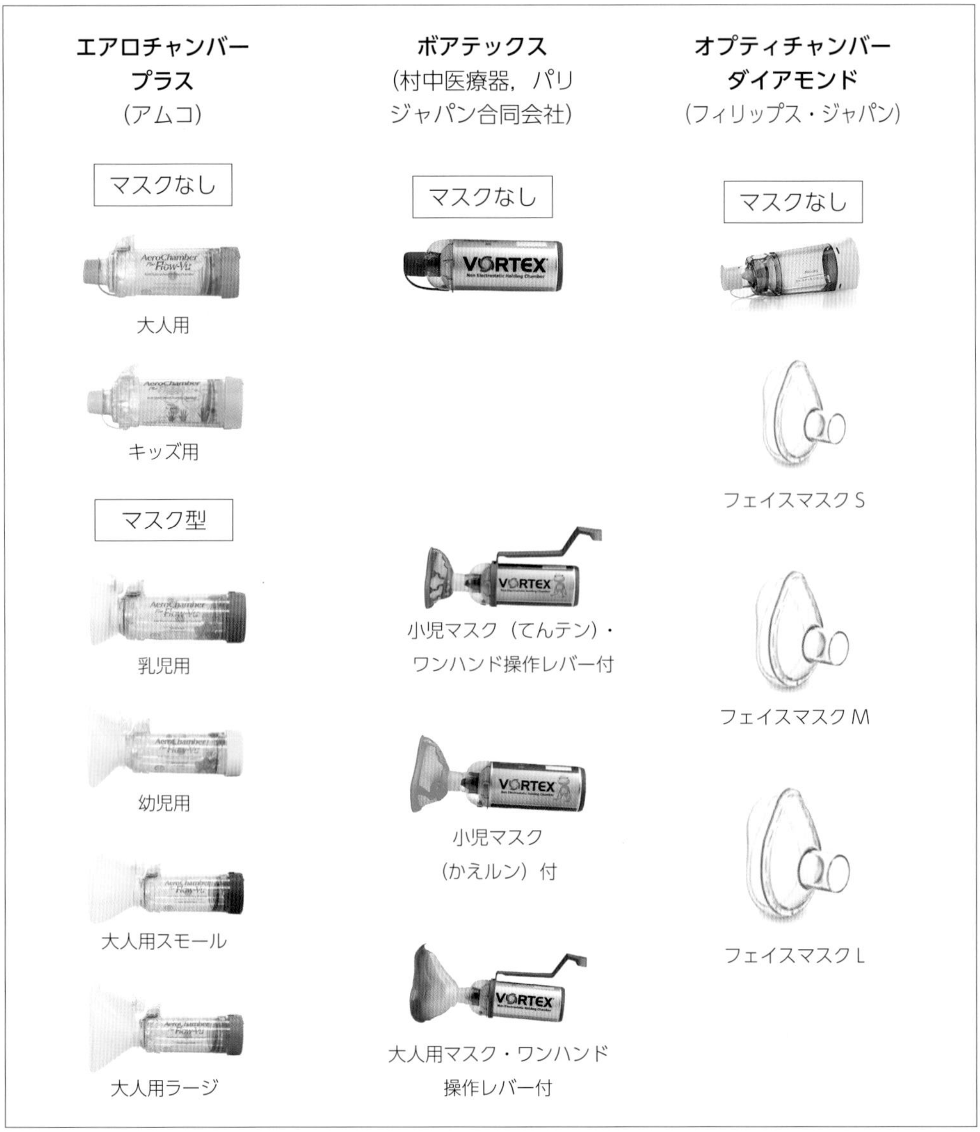

図 3-5　主なスペーサーとマスク

◎ pMDI　噴霧補助具

- pMDI のボンベを押しにくい場合は，噴霧薬補助具の装着を勧める．
- 入手方法などは，各製薬会社に問い合わせる．

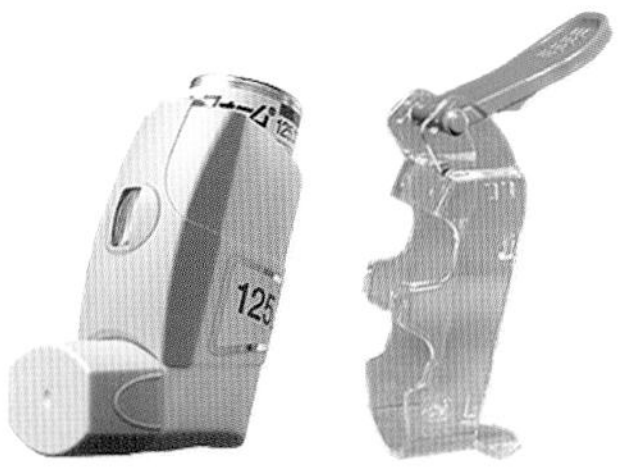

フルプッシュ
（フルティフォーム）
杏林

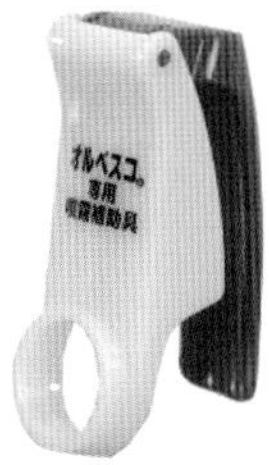

オルベスコ専用噴霧補助具
（オルベスコ）
帝人ファーマ

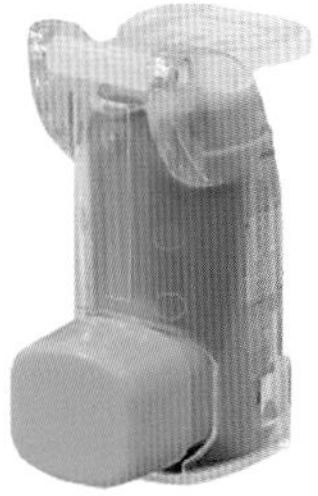

メップレップ
（メプチン）
大塚

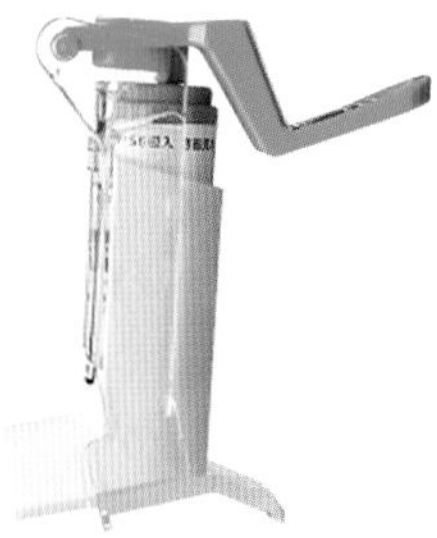

プッシュサポーター
（ビベスピ）
アストラゼネカ

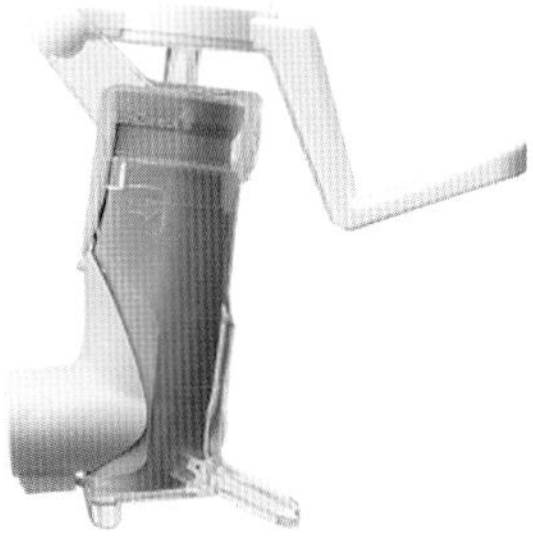

プッシュサポーター
（ビレーズトリ）
アストラゼネカ

図 3-6　pMDI 噴霧補助具

吸入操作手順
（共通点）

(1) 吸入操作の共通事項

- 背筋を伸ばして十分に息を吐く（DPIは，吸入口に息がかからないように吐く）.
- 「ホー吸入」をする．①舌を下げ，②ノドの奥を拡げて，③アゴと吸入器の後ろを少し上げて，吸入器のベクトルを気管方向に向ける.
- pMDIは吸入口を歯で軽く咥えて口角に隙間を作り，隙間から噴射と同時に空気も吸い込む.
- DPI，SMIは空気漏れがないように吸入口をしっかり咥えて口角が開かないようにする.
- pMDI，SMIはゆっくり大きく吸入する.
- DPIは勢いよく大きく吸入する．ブリーズヘラーは，ゆっくり大きく吸入する.
- 口からデバイスを外して約5秒間息止めをする.
- ゆっくり吐く.
- うがいをする（口の中3回，ノドの奥3回ずつ）.
- 口腔内局所副作用の予防には使用前の飲水を勧める．使用後はうがいの後にも飲水・飲食を勧める.
- 夜間のSMART療法時や乗り物の中など，うがいが不可能な場合は飲水して口腔内・咽頭部を洗い流す.
- pMDIで同調が困難な場合はスペーサーを使用する．（**図3-5**）スペーサーの掃除方法についても説明する.
- pMDIのボンベを押しにくい場合は，噴霧補助具の装着を勧める（**図3-6**）.

(2) 初回吸入指導時のポイント（図4-4）

- ICSの必要性を説明する（最も気道の炎症を抑えて世界中で使われる一番基本となる喘息薬である）.
- ステロイド薬への抵抗を払拭する（内服・注射より約1/10の投与量で済むので副作用は最小限である）.
- 副作用を伝える（ICS：嗄声や口腔内カンジダ症など，LABA：動悸，頭痛，振戦など）．小児の身長に関しては使用開始後1年間で0.48 cm程度の抑制が生じ，成人期までフォローした報告では1.2 cm程度の抑制が認められる：『小児気管支喘息治療・管理ガイドライン』2017年版および2020年版のCQ1の解説を参照).
- 本人のみでは理解できないような場合（小児，高齢者，障害のある方など）はキーパーソンに立ち会いを求める.
- パンフレットのみの説明では不十分であるため，吸入操作ビデオ（**図6-3**），実薬・練習器具を使って丁寧に説明する.
- 初回の空うちの回数は統一されていない．なるべく薬剤師がセッティングをしてから渡す.
- 休薬してしまったときの空うちの回数も説明しておく.

(3) 2 回目以後の吸入指導時のポイント

- 自己判断での中止や減量などがないかを確認する．
- 吸入回数を守れているかを確認する（患者さんに答えさせたほうがよい）．
- SABA，SMART 療法の回数を把握する．
- 実薬・練習器具を使って正しい吸入操作ができているかを確認する．
- 吸入後のうがい，吸入口の掃除，スペーサーの洗浄などができているかを確認する．
- 副作用の出現の有無を確認する．

(4) 発熱外来/リモート診療には，吸入操作ビデオの利用を勧める

発熱外来/リモート診療　吸入操作ビデオ案内書

日本喘息学会ホームページ
吸入操作ビデオ

(1) 左の二次元コードを読み取る
(2) 「ホー吸入」Ver.3 を観る（スペーサー使用・⑫は不要）
(3) ＿＿＿＿番のビデオを観てマスターする
(4) 薬局で，吸入操作が正しくできているか確認してもらう

※視聴が必要な番号に○を付けて，患者様にお渡しください．

- 吸入操作ビデオ一覧

吸入時のベストな舌の位置「ホー吸入」Ver.3
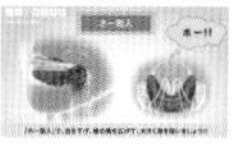

①-A エアゾール 本体のみ
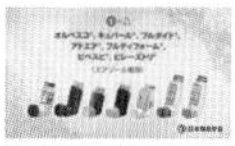

①-B エアゾール本体＋スペーサー（マウスピース）
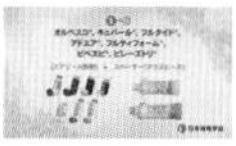

①-C エアゾール本体＋スペーサー（マスク）＋補助器具
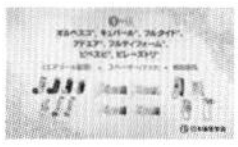

①-D【小児用】エアゾール本体＋スペーサー（マウスピース）
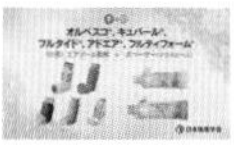

①-E【小児用】エアゾール本体＋スペーサー（マスク）
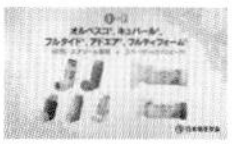

①-F〈発作時〉エアゾール製剤
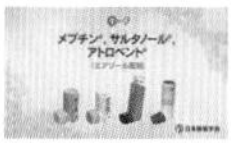

②レスピマット
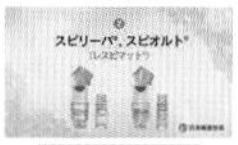
前準備＋毎日の吸入方法
毎日の吸入方法のみ

④ディスカス
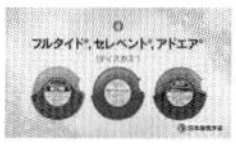

⑤エリプタ
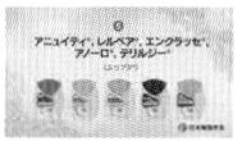

⑥-A タービュヘイラー
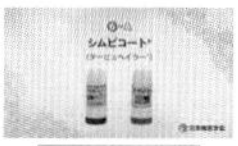
前準備＋毎日の吸入方法
毎日の吸入方法のみ

⑥-B タービュヘイラー
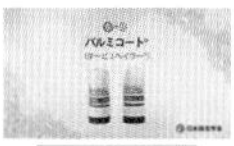
前準備＋毎日の吸入方法
毎日の吸入方法のみ

⑦ブリーズヘラー
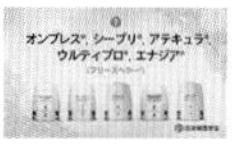

⑧ツイストヘラー
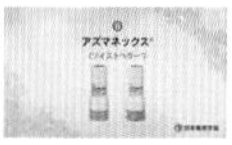

⑨ジェヌエア
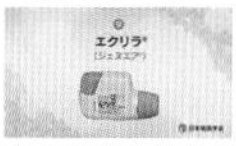

⑩ハンディヘラー
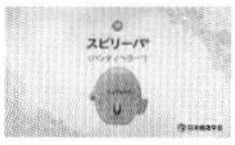

⑪〈発作時〉スイングヘラー
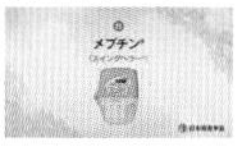

⑫パルミコート吸入液
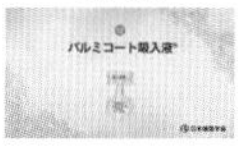

⑬イナビル
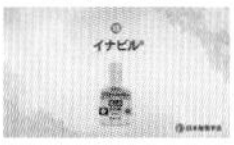

⑭リレンザ
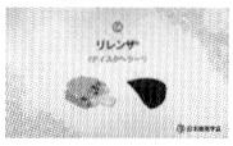

5 吸入指導の進め方

◎吸入手技のチェックについて

- 吸入指導は，初回導入時のみではなく，正しい吸入操作を確認できるまでは「毎回チェックする」ことが望ましい．
- 喘息増悪時にも，適宜，吸入操作の再確認を行う．
- 正しい操作ができない場合や効果が不十分な場合は，デバイスの変更を検討する．
- 吸入指導を行う薬剤師との連携を密にとる．
- 薬剤師には，吸入薬指導加算が 2020 年 4 月より算定できる．吸入指導箋の記載が必要であり，**図 8-1**，**図 8-2** を出力して使用可能である．
- 吸入操作に問題があれば対応策・変更を考慮する．

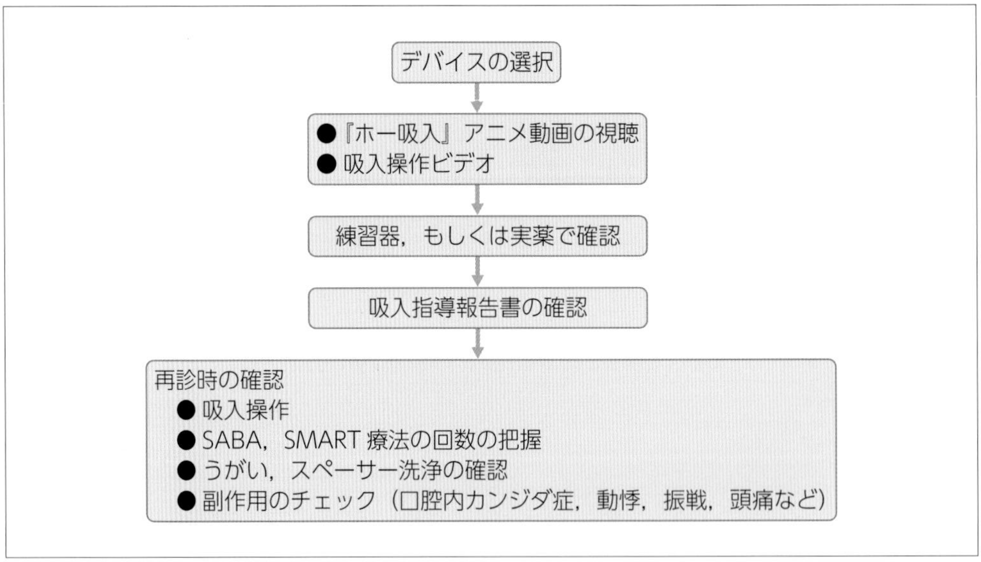

図 5-1　吸入指導の流れ

6 吸入時の舌下げ『ホー吸入』

(1) 吸入時の舌下げ『ホー吸入』について

- 吸入薬の流入経路の途中には舌があるため，付着すると気道内への到達量が減ってしまう．
- 吸入時には，①舌を下げ，②ノドの奥を拡げて，③アゴと吸入器の後ろを少し上げて，吸入器のベクトルを気管方向に向ける．「薬の通り道」を広く保つことが望ましい[1-3]．
- 「ホー」の発音が最も舌が下がるとともに喉の奥が広がり，口先が閉じるため『ホー吸入』と命名した．
- 3D アニメーションを視聴して理解を深める．

(2)『ホー吸入』動画について

- 『ホー吸入』を解説した動画・パンフレットを日本喘息学会ホームページで閲覧することができる．

解説動画

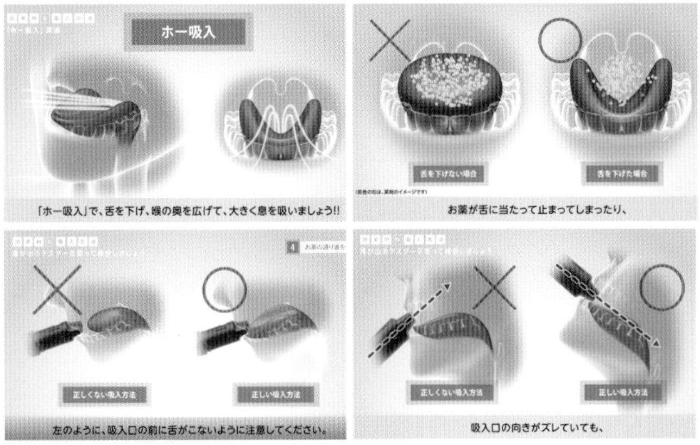

パンフレット

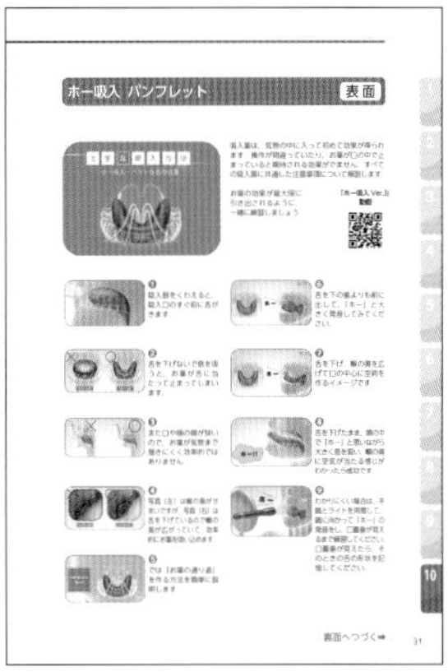

スペイン語版　英語版　日本語版　パンフレット

図 6-1 『ホー吸入』解説動画・パンフレット（日本喘息学会）

7 小児の吸入指導

(1) 小児の吸入指導の注意点（乳児・幼児・学童を含む）

- 発達段階に応じた吸入デバイスの選択が重要である.
- 吸入デバイスは，大きくネブライザーと定量吸入器に分類される.
- ネブライザーは全年齢で使用できるが，吸入に時間がかかることから，集中できないと吸入効率が低下しアドヒアランスも低下しやすい．pMDI と吸入補助器具（スペーサー）との組み合わせを第一選択とする.
- スペーサーを必要とする 6 歳未満の患者に対して，スペーサーを提供して服薬指導などを行った場合に，初回に限り「喘息治療管理料 2」が算定できる.
- 吸入操作の繰り返し練習や，定期的なフォローアップとフィードバックによって，正しい吸入方法が身につくことを促す.
- 吸入手技に問題がある場合は，吸入デバイスの変更や吸入方法の再指導を検討する.
- 年齢層ごとにに異なる心理的なサポートが必要である.
  - ・乳児：保護者がリラックスした雰囲気を作り出すことが重要である.
  - ・幼児：吸入を楽しむ方法を見つけることが大切である.
  - ・学童：吸入の意義を理解することで自己管理能力を向上させることが期待される.
- 指導を行う医療従事者には，各年齢層の発達段階や特性を理解し，それに応じた対応が求められる．また，患者や保護者の理解度や協力が重要な役割を果たすため，コミュニケーションや信頼関係の構築が不可欠である.

(2) 年齢層別吸入指導のポイント

①乳児

- 薬剤・デバイス：吸入液＋ネブライザー or pMDI＋マスク付きスペーサー.
- 指導：保護者が安定した抱っこで行い，リラックスさせる．保護者に対して吸入デバイスの正しい使い方や手順を丁寧に説明して，理解を深めてもらうことが大切である.
- 嫌がる場合：ゲームやおもちゃを使って注意をそらす.

②幼児

- 薬剤・デバイス：吸入液＋ネブライザー or pMDI＋マスク付き/マウスピース付きスペーサー
- 指導：わかりやすい言葉で吸入の手順やデバイスの使い方を説明し，実際に模範を見せてから自分で試させる.
- 嫌がる場合：ストーリー*1 やご褒美システム*2 を利用する.

＊1：ストーリー：吸入を行う際に子どもたちが興味を持つストーリーやキャラクターを利用して吸入療法を楽しいものに変える．例）吸入を行うキャラクターが悪いウイルスを倒す物語を作り，子どもがそのキャラクターになりきって吸入を行うことで，吸入療法を楽しむ.

＊2：ご褒美システム：例）吸入を正しく行った回数や日数に応じてポイントを付与し，一定のポイントを貯めると好きなおもちゃやステッカーなどのプレゼントと交換できるシステムを設ける.

③学童

- 薬剤・デバイス：pMDI＋マウスピース付きスペーサー or DPI
- 指導：自分で操作できるよう段階的に指導して，正確な吸入方法を確認する．
- 嫌がる場合：吸入の意義や必要性を理解させ，友達との共有を促す．

(3) 小児の吸入指導におけるコツ

- 吸入のタイミングをルーチン化する：吸入を習慣化させるために，一日の決まった時間に吸入を行うように指導する．これによって吸入が習慣となり，アドヒアランスの向上が期待される．
- 吸入デバイスをカスタマイズする：デバイスにステッカーなどを貼ることによって子どもたちがデバイスに親しみやすくなり，吸入が楽しくなることが期待される．
- 吸入の練習用デバイスを活用する：吸入の練習用デバイスを使用して，正しい吸入方法を身に付けさせることが効果的である．これによって実際の吸入時に誤った方法で薬剤を使わないようになることが期待される．
- 吸入指導ビデオを活用する：吸入指導のビデオを活用して，患者や保護者が自宅でも繰り返し確認できるようにする．これによって正しい吸入方法が理解されやすくなる．
- 家族や友達のサポートを得る：家族や友達が吸入のサポートを行うことによって子どもが吸入に対する抵抗感を克服しやすくなる．また，家族全員が吸入療法に関する知識を持つことが，効果的なサポートにつながる．

(4) ネブライザーの種類と特徴のまとめ

方式		長所	短所
ジェット式	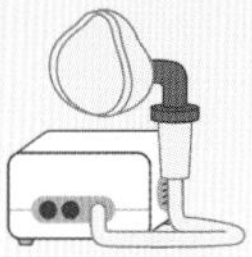	耐久性に優れる	音が大きめ 大型で持ち運びに不便
超音波式	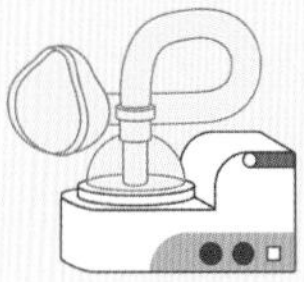	音が静か	薬物吸入療法には使用しない
メッシュ式	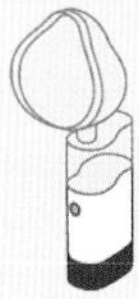	音が静か 小型	パルミコート吸入液は使用できない メッシュが目詰まりすることがある

(5) 小児の吸入デバイス選択の流れ

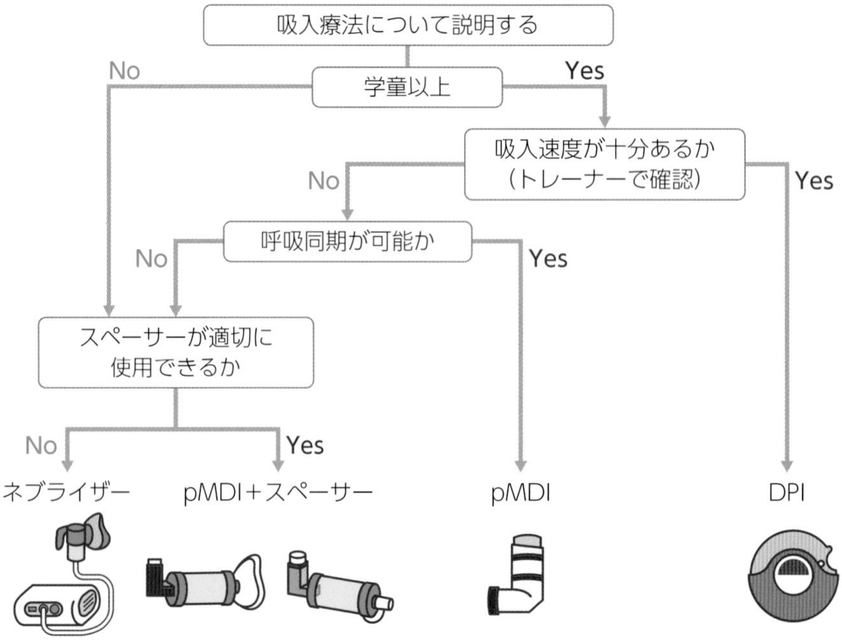

8 医薬連携
（吸入指導依頼書/報告書を含む）

- 医師は薬剤師と連携を図り，吸入薬初回処方時はもちろんのこと，喘息コントロールが悪化した場合や定期的に吸入指導を薬剤師に依頼することが望ましい．その際には，吸入指導依頼書を発行する
- 薬剤師は，吸入薬を処方された喘息またはCOPD患者に同意を得た上で文書および練習用吸入器等を用いて指導を行い，保険医療機関に必要な情報を文書により情報提供した場合に吸入薬指導加算として30点（3か月に1回のみ）を所定点数に加算できる．ただし，吸入薬指導加算が算定できるのは調剤薬局のみであり，院内薬局では算定できない．
- 吸入指導依頼書/報告書は，**図8-1，図8-2**を出力すると便利である
- 医師は，薬剤師からの吸入指導報告書を必ず確認し，繰り返しの指導にもかかわらず改善されない場合は，デバイスの変更，pMDIの場合はスペーサーの使用などを検討する．

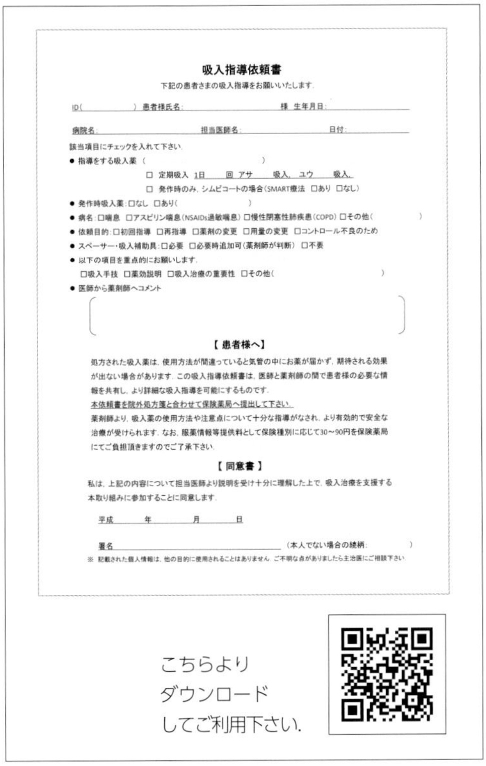

吸入指導依頼書

下記の患者さまの吸入指導をお願いいたします．

ID（　　　　）患者様氏名：　　　　　様　生年月日：

病院名：　　　　担当医師名：　　　　日付：

該当項目にチェックを入れて下さい．

- 指導をする吸入薬（　　　　）
  - □ 定期吸入 1日　回 アサ　吸入，ユウ　吸入．
  - □ 発作時のみ，シムビコートの場合（SMART療法 □あり □なし）
- 発作時吸入薬：□なし □あり（　　　　）
- 病名：□喘息 □アスピリン喘息（NSAIDs過敏喘息）□慢性閉塞性肺疾患（COPD）□その他（　　　　）
- 依頼目的：□初回指導 □再指導 □薬剤の変更 □用量の変更 □コントロール不良のため
- スペーサー・吸入補助具：□必要 □必要時追加可（薬剤師が判断） □不要
- 以下の項目を重点的にお願いします．
  □吸入手技 □薬効説明 □吸入治療の重要性 □その他（　　　　）
- 医師から薬剤師へコメント

【患者様へ】

処方された吸入薬は，使用方法が間違っていると気管の中にお薬が届かず，期待される効果が出ない場合があります．この吸入指導依頼書は，医師と薬剤師の間で患者様の必要な情報を共有し，より詳細な吸入指導を可能にするものです．

本依頼書を院外処方箋と合わせて保険薬局へ提出して下さい．

薬剤師より，吸入薬の使用方法や注意点について十分な指導がなされ，より有効的で安全な治療が受けられます．なお，服薬情報等提供料として保険種別に応じて30～90円を保険薬局にてご負担頂きますのでご了承下さい．

【同意書】

私は，上記の内容について担当医師より説明を受け十分に理解した上で，吸入治療を支援する本取り組みに参加することに同意します．

平成　　年　　月　　日

署名　　　　　　（本人でない場合の続柄：　　　）

※ 記載された個人情報は，他の目的に使用されることはありません．ご不明な点がありましたら主治医にご相談下さい．

こちらより
ダウンロード
してご利用下さい．

図8-1　吸入指導依頼書（処方医⇒薬剤師）
（日本喘息学会）

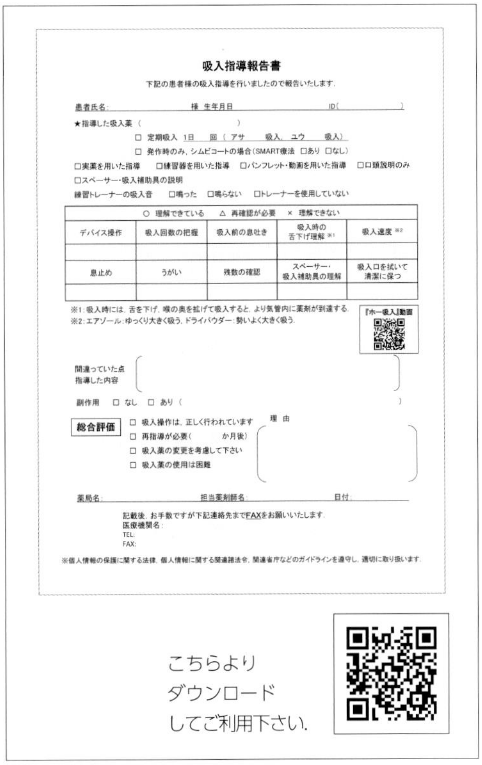

吸入指導報告書

下記の患者様の吸入指導を行いましたので報告いたします．

患者氏名：　　　　様　生年月日　　　　ID（　　　　）

★指導した吸入薬（　　　　）

- □ 定期吸入 1日　回（アサ　吸入，ユウ　吸入）
- □ 発作時のみ，シムビコートの場合（SMART療法 □あり □なし）

□実薬を用いた指導 □練習器を用いた指導 □パンフレット・動画を用いた指導 □口頭説明のみ

□スペーサー・吸入補助具の説明

練習トレーナーの吸入音 □鳴った □鳴らない □トレーナーを使用していない

○ 理解できている　△ 再確認が必要　× 理解できない				
デバイス操作	吸入回数の把握	吸入前の息吐き	吸入時の舌下げ理解 ※1	吸入速度 ※2
息止め	うがい	残数の確認	スペーサー・吸入補助具の理解	吸入口を拭いて清潔に保つ

※1：吸入時には，舌を下げ，喉の奥を拡げて吸入すると，より気管内に薬剤が到達する．
※2：エアゾール：ゆっくり大きく吸う，ドライパウダー：勢いよく大きく吸う．

『ホー吸入』動画

間違っていた点
指導した内容

副作用 □ なし □ あり（　　　　）

総合評価
- □ 吸入操作は，正しく行われています
- □ 再指導が必要（　　か月後）
- □ 吸入薬の変更を考慮して下さい
- □ 吸入薬の使用は困難

理 由

薬局名：　　　　担当薬剤師名：　　　　日付：

記載後，お手数ですが下記連絡先までFAXをお願いいたします．
医療機関名：
TEL:
FAX:

※個人情報の保護に関する法律，個人情報に関する関連諸法令，関連省庁などのガイドラインを遵守し，適切に取り扱います．

こちらより
ダウンロード
してご利用下さい．

図8-2　吸入指導報告書（薬剤師⇒処方医）
（日本喘息学会）

9 吸入療法Q&A

「吸入療法Q&A」では，吸入指導で大切なポイントをご紹介します．患者指導や医師・医療従事者とのコミュニケーションでお役立てください．

(1) 吸入指導のタイミング，最適な頻度を教えてください．

- 初回の吸入指導から6か月程度経過すると吸入手技が自己流になりやすいです．喘息症状の悪化や口内炎などの副作用が出ているようなら再指導が必要で，そのタイミングは初回吸入指導から3~6か月後です．3回以上の指導で効果が上がり，各吸入手技のエラーが減少します．
- 再指導が最も必要なのは認知症のある高齢者で，3~6か月ごとに吸入指導を介護者と一緒に行い，1日1回の吸入薬に変更して介護者の負担を減らすようにします．
- 学童以下（乳児・幼児期）の吸入指導は，無理にではなく保護者やきょうだいが楽しそうに吸入する姿を見せて，まねをさせます．受診ごとに指導して，できたら褒めるようにします．

(2) 医師にスペーサー装着を提案したいときの上手な伝え方を教えてください．

- pMDIでスペーサーが必要な症例は，吸気力が弱い乳幼児や高齢者に多く，吸入指導をしても，吸気タイミングが合わない場合には，スペーサーを活用します．
- 医師には，吸入指導を繰り返してもスペーサーなしでは吸気タイミングが合わないことを伝えます．
- 高齢者では認知症，視覚障害や手指が不自由な場合，乳幼児では親・きょうだいなど介護者の補助が必要である場合，成人では口内炎や嗄声の副作用が強い症例や，肋骨骨折などの痛みのため吸入が困難である場合にスペーサーが必要であることを医師に進言してください．

(3) ICSにLABAを追加したいが副作用が出る場合にLAMAで代用できますか．

- 治療ステップ2，3で使用する場合の「低～中用量ICSへの上乗せ効果」について，LAMAはLABAと同等の効果が示されています[1,2]．
- 治療ステップ4で使用する場合の「高用量ICS/LABA配合剤へのLAMAの上乗せ効果」でも，呼吸機能の改善，増悪抑制効果が示されています[3]．
- LAMAは苦味があり副作用に口渇があるため，薬剤が口腔内になるべく付着しない吸入手技を心がけます．吸入後のうがいや食事前の吸入などの工夫のほか，ガムを噛むなど唾液分泌を促すと薬剤を口腔内から除去しやすくなります．
- LAMAは体内への吸収率が低く，常用量での全身性副作用はほとんど問題になりません．
- 閉塞隅角緑内障では禁忌のため，緑内障が疑われる場合は眼科に相談します．
- 前立腺肥大による排尿障害も禁忌ですが，薬剤を中止すれば速やかに症状が改善します．

【参考文献】
1）Peters SP, et al. *N Engl J Med*. 2010; 63: 1715-26.
2）Kerstjens HA, et al. *Lancet Respir Med*. 2015; 3: 367-76.
3）Kerstjens HA, et al. *N Engl J Med*. 2012; 367: 1198-207.

(4) うがいができない場合の対処法を教えてください.

- うがいができない場合でも，吸入後に水を飲むことや食事前に吸入することで薬剤を消化管に流して副作用を減らすことが可能な場合もあります.
- 唾液は消化を助けるだけでなく，口腔内の自浄作用，味覚の明瞭化，抗菌・免疫作用，歯の再石灰化，pH の中和作用，乾燥を防ぐ働きなどがあり[4]，ガムを噛む刺激で耳下腺から唾液の追加分泌を促すことができます[5].
- 1 日 5 回以上のキシリトール含有シュガーレスガムを噛むと口腔内 *Streptococcus mutans* 菌量を減少させ[6]，間接的に *Candida albicans* 菌の繁殖も抑制する可能性があります[7].

【参考文献】
4）Ptasiewicz M, et al. *J Clin Med*. 2022; 11: 4873.
5）Gittings S, et al. *Eur J Pharm Biopharm*. 2015; 91: 16-24.
6）Nasseripour M, et al. *BMC Oral Health*. 2021; 21: 217.
7）Vila T, et al. *J Fungi* (Basel). 2020; 6: 15.

(5) SABA を使うタイミングと改善しないときの説明事項を教えてください.

- 喘息症状（咳嗽，喀痰，喘鳴，息切れなど）が出現したら，サルブタモール（商品名：サルタノールインヘラー，ベネトリン吸入液）あるいはプロカテロール（商品名：メプチンエアー，メプチン吸入液など）を pMDI あるいはネブライザーを用いて吸入します.
- pMDI では，まず 1～2 吸入して効果を判定します．効果が不十分な場合は 20 分間隔で追加吸入が可能ですが，成人では 1 日合計 8 吸入，小児では 1 回 1 吸入 1 日最大 4 吸入（メプチンキッドエアーでは 1 回 2 吸入 1 日最大 4 回 8 吸入）までを上限とします.
- SABA を吸入しても症状が悪化する場合や激しい症状（苦しくて横になれないなど）がある場合は医療機関の受診を勧めるか，アクションプラン（どのような状態になったときにどうするかを示すプラン）に従って経口ステロイド薬を服用するように説明します.

(6) ICS による嗄声（させい）への対処方法を教えてください．

- うがい（声を出しながら吸入前後に実施）で，嗄声（させい：声がかれる症状）の予防に努めます．
- ICS で嗄声が出現したら，ICS 減量あるいはデバイスの変更（DPI から pMDI）を考慮します．ただし，喘息症状が軽度で嗄声が強い場合は ICS を中断します．
- 重症喘息の場合は，嗄声が出現しても ICS を継続使用することがあり，その際に ICS は必要最小量で使用します．
- シクレソニド，ブデソニドはプロドラッグであるため副作用が起こりにくいという特徴があります．

(7) pMDI 製剤の同調をうまく説明するポイントを教えてください．

- 噴霧前に息を吐き切ってから，pMDI を正しい角度で口の前に持って口にくわえます．
- デバイスをしっかりと持ち，指でキャニスターのボトムを押すことで薬剤を噴霧しながら，ボトムを押すと同時に深く息を吸い込みます（5 秒くらいかけてゆっくりと）．
- 吸い込んだら，息を数秒間止めます．
- 肩の力を抜いてできるだけリラックスした状態でこれらの動作を行ってください．
- 『ホー吸入』が基本であることは変わりありません．
- 吸入時に，咳き込んだり，むせたりする場合は，ゆっくり吸入することの確認が重要です．
- 同調が難しい場合は，スペーサーを使用します．
- 重要な点は，正しい角度でデバイスを持ち，ゆっくり深く息を吸い込むこと，そして薬剤を数秒間気道内に留めることです．

(8) 医師への吸入指導報告書に記載すると役に立つ情報を教えてください．

- 患者の氏名，年齢，性別，病名，吸入薬の種類と処方回数（必須の記載事項）．
- 吸入指導を実施したときの日付，回数，方法，対象者（本人かその他か）．
- 指導前と指導後の吸入手技の評価（チェックリストやスコアなど）．
- 吸入手技の改善点や課題，指導内容やアドバイスしたこと．
- 患者の理解度や質問，不安や懸念，アドヒアランス状況．
- 患者の病識や薬剤の知識についての情報．
- 患者の意欲・態度についての評価．
- 薬剤師から医師への連絡事項や提案．
- 本書や『喘息診療実践ガイドライン』から，医薬連携用の吸入指導依頼書・報告書をダウンロードできます．必要事項を医師が記入し，それを受け取った薬剤師は内容に沿った吸入指導を行います．薬剤師は報告書にその結果を記載し，医師に返信します．「吸入デバイスの変更勧奨」や「繰り返し吸入手技確認を要する」など，種々の事項を医師にフィードバックすることができます．

(9) 妊娠中または妊娠している可能性のある患者の注意点を教えてください．

- ICS，LABA や LAMA，あるいはこれらの配合剤，治療上の有益性が危険性を上回ると判断される場合にのみ投与します[8~12]．吸入喘息薬の継続が母体の喘息コントロールレベルを保ち，胎児の発育が保てると判断されるときには治療を中断しないことが肝要です．
- 医薬品については医薬品医療機器総合機構情報検索ページ*1 から検索できます．また，国立成育医療研究センター「妊婦と薬情報センター」*2 でも検索，問い合わせ可能です．

＊1　http://www.pmda.go.jp/PmdaSearch/iyakuSearch/
＊2　https://www.ncchd.go.jp/index.html

- 大半の吸入喘息薬は旧 FDA 薬剤胎児危険度分類基準（2015 年に本基準は廃止）（**表 1**）でカテゴリー C とされますが，ブデソニドはカテゴリー B に含まれます．ただし，現在の吸入喘息薬は配合薬を含めてブデソニドに準じるとされています[13]．

(10) 授乳婦の患者の吸入治療で注意すべきことを教えてください．

- ICS，LABA や LAMA，あるいはこれらの配合剤は治療上の有益性，母乳栄養の有益性を考慮し，授乳の継続または中止を検討します[8]．
- 吸入喘息治療薬は乳汁中に移行することが知られていますが，乳児の発育への悪影響は稀とされるため，治療上の有益性を考慮して治療を中断しないほうがよいと考えられます．

【参考文献】
8）Chambers CD, et al. *J Allergy Clin Immunol*. 2021; 147: 2009-20.
9）Norjavaara E, et al. *J Allergy Clin Immunol*. 2003; 111: 736-42.
10）Charlton RA, et al. *J Allergy Clin Immunol Pract*. 2015; 3: 772-9.e3.
11）Blaiss MS,et al. *Allergy Asthma Proc*. 2004; 25: 375-9.
12）Cossette B, et al. *Ann Allergy Asthma Immunol*. 2014; 112: 459-64.
13）Blaiss MS. *Allergy Asthma Proc*. 2004; 25: 375-9.

表1 旧FDA薬剤胎児危険度分類基準

	解釈	評価基準
A	ヒト対照試験で危険性が見出されない	ヒトの妊娠初期3か月間の対照試験で胎児への危険性は証明されず，その後の妊娠期間でも危険という証拠はない
B	ヒトでの危険性の証拠はない	動物生殖試験では胎仔への危険性は否定されているが，ヒト妊婦での対照試験は実施されていない．あるいは動物生殖試験で有害な作用（または出生数の低下）が証明されているが，ヒトでの妊娠期3か月の対照試験では実証されていない，またその後の妊娠期間でも危険であるという証拠はない
C	危険性を否定することができない	動物生殖試験では胎仔に催奇形性，胎仔毒性，その他の有害作用が証明され，ヒトでの対照試験が実施されていない．あるいはヒト，動物ともに試験は実施されていない．注意は必要だが投薬の利益がリスクを上回る可能性はある（ここに分類される薬剤は潜在的な利益が胎児への潜在的危険性よりも大きい場合にのみ使用する）
D	危険性を示す確かな証拠がある	ヒトの胎児に明らかに危険という証拠があるが，危険でも妊婦への使用による利益が容認され得る（例：生命が危険なとき，重篤な疾病で安全な薬剤が使用できないとき，あるいは効果がないとき，その薬剤を使用する必要がある場合）
X	妊娠中は禁忌	動物またはヒトでの試験で胎児異常が証明されている，ヒトでの使用経験上胎児への危険性の証拠がある，薬剤の妊婦への使用が他のいかなる利益よりも危険性が大きい．妊婦または妊娠する可能性のある婦人には禁忌

(11) 高齢者への指導法のコツを教えてください.

- 高齢者では病識の乏しさ，処方内容や吸入手技の不正確な記憶，副作用を心配して治療を中断するなど，医療者のアドバイスを守ることができない場合があります．そのため日常の喘息コントロール状況を聞き出し，不良であればそのつどアドヒアランスを確認して，吸入手技不良ならば再指導します．
- DPI練習器で吸気量が低下していると判断した場合には，pMDIを選択します．pMDI製剤（商品名：フルティフォーム）には練習器が用意されており，練習を繰り返しても吸気時に音が鳴らなければスペーサーの装着もしくはネブライザー吸入が考慮されます．
- 認知機能低下例では介護者によるpMDIの吸入補助（スペーサー併用も考慮）が有用です．pMDIのキャニスターを押しやすくする付属の吸入補助具も有用です．また，pMDIで噴霧と吸気の同調が困難な場合はスペーサーを併用するかDPIを選択します．

(12) 吸入アドヒアランスが悪い症例の見分け方・対応策を教えてください.

- 長期管理薬の必要性を理解していない症例や，他疾患を含めポリファーマシー*3

の症例では吸入アドヒアランスが悪くなる可能性があります．

- 吸入アドヒアランス低下は，使用中の吸入器残量カウンターである程度の残量があることや，必要な吸入薬の個数に対する実際に処方された個数の比率が80％未満であることなどが参考になります．
- アドヒアランスが悪い場合はその理由を聞き出した上で，疾患の説明と治療の必要性・コントロール目標などを地道に説明していくことが必要です．1日2回吸入が徹底できない患者さんでは，1日1回吸入製剤への変更が効果的な場合があります．

＊3　ポリファーマシー：多剤を併用する高齢の方で相互作用や服用忘れなどにより引き起こされる有害事象のこと．

(13) 吸入薬の保管方法，使用期限の説明について教えてください．

- 吸入薬は未開封・開封いずれも室温保存です．未開封の吸入薬有効期間は2年です．吸入器本体と個装箱に使用期限が表示されています．
- 開封するとそれ自体の影響と吸入操作を繰り返すことによる大気中や呼気中の湿度などの影響を受ける可能性があるので，用法・用量を守り，使い終わる日までを使用期限とお考えください．
- pMDI製剤のほとんどは開封後，使用期限まで使用できますが，商品名：ビレーズトリ/ビベスピは，アルミ袋開封後56吸入では6週間以上経過後に薬剤が残っていても破棄してください．120吸入では3か月以上経過後に薬剤が残っていても破棄してください．DPI（ディスカス製剤）：アルミ包装開封後，使用期限まで使用可．DPI（エリプタ製剤）：包装トレイ開封後6週間以内に使用してください．それ以降の使用は推奨されていません．

(14) COPD患者の吸入指導で，特に気をつける点を教えてください．

- COPDの肺は，器質的に肺胞/気管支が傷害されているので吸気流速が不十分な場合があります．デバイス練習器で吸ったときに音が出るか，必ず確認をしてください（図5-1）．
- 一度に息を吐けないので，ご自分のペースでゆっくり息を吐くように指導してください．
- 息こらえは5秒間が望ましいのですが，苦しいようなら可能な限りでかまいません．
- 2回目の吸入がある場合には，呼吸を整えてから行うように指導してください．

(15) マウスピースを用いたネブライザーでの吸入の注意点を教えてください．

- ネブライザーはすべての年齢層で使用できますが，スペーサーによる吸入では吸入が不規則になる場合にネブライザーが考慮されます．
- 坐位で，安静呼吸の状態で吸入するようにしてください．啼泣すると吸気流速が速くなりすぎるため，薬剤が口腔や咽頭部に沈着して吸入効率が低下します．

- ネブライザーによる吸入は時間がかかるため，児が機嫌よく過ごせるように絵本やビデオを見せるなどの工夫をします．乳幼児は大人に抱いてもらうなど安静に吸入できる環境を作ってください．
- マウスピースをしっかり口にくわえて口呼吸をします．鼻呼吸をしてしまう場合にはノーズクリップを装着します．
- 吸入液が減らないときは，唾液がマウスピースを介してネブライザー内へ逆流している可能性があるため，ときどき器械を止めて口腔内にたまった唾液をティッシュなどに吐き出させます．
- ICS 吸入後はうがい（または飲水）をします．
- SARS-CoV-2 パンデミック時などには個室で吸入し，換気を十分に行うようにします．

(16) マスクを用いてネブライザーで吸入するときの注意点を教えてください．

- マウスピースを介して呼吸ができない場合にマスクを用います．
- 坐位で，安静呼吸の状態で吸入するようにしてください（Q&A15 参照）．
- ネブライザーによる吸入は時間がかかるため，児が機嫌よく過ごせる工夫が必要です（Q&A15 参照）．
- マスクと口の距離が離れると吸入効率が低下するため，噴霧が漏れないようにマスクを口と鼻に密着させて使用します．薬剤が眼に入らないように注意してください．
- ジェット式ネブライザーの音を嫌がる場合は，音が静かなメッシュ式が考慮されます．メッシュ式は臥位の状態での吸入が可能な機種もあります．薬剤の種類によってはメッシュに薬効成分が詰まる可能性があるため使用できる薬剤を確認してください．
- 吸入後は顔面に付着した薬剤を拭き取ってください．ICS 吸入後はうがい（または飲水）をします．

10 吸入デバイス（21 種類）パンフレット，QR コード

パンフレットダウンロード用二次元コード一覧表

ホー吸入 Ver.3

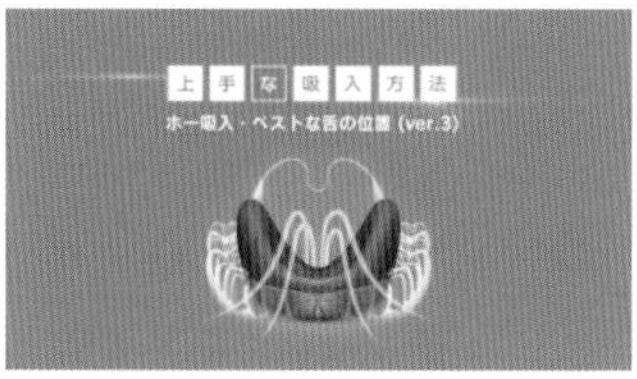

❶-A　エアゾール本体のみ

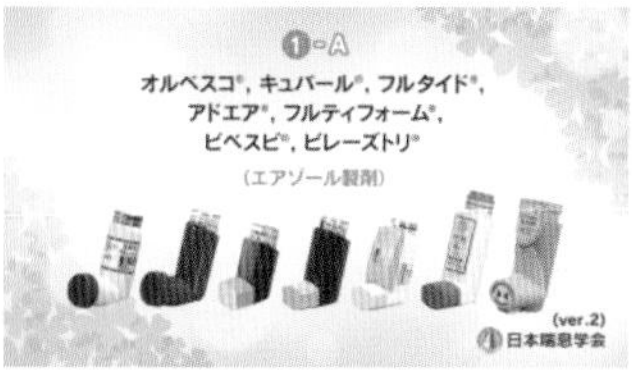

❶-B　エアゾール本体＋スペーサー（マウスピース）

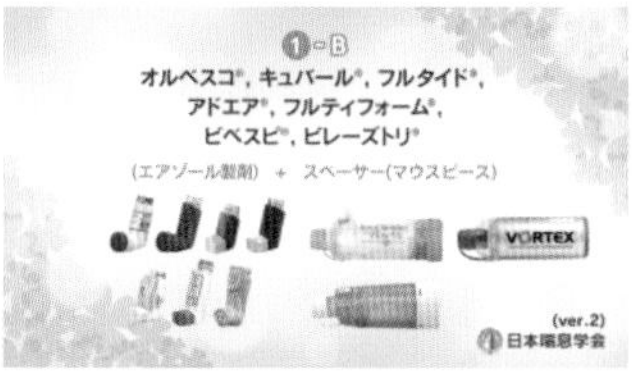

❶-C　エアゾール本体＋スペーサー（マスク）

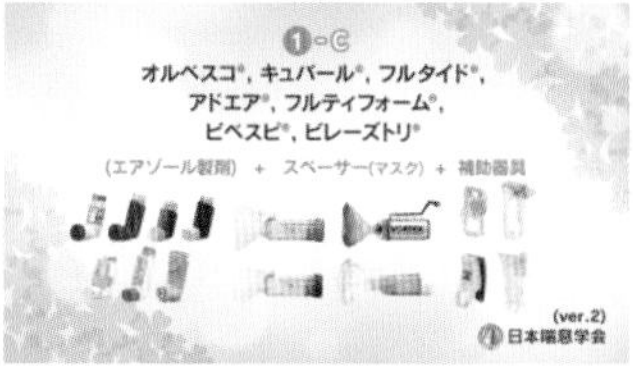

❶-D　小児用エアゾール本体＋スペーサー（マウスピース）

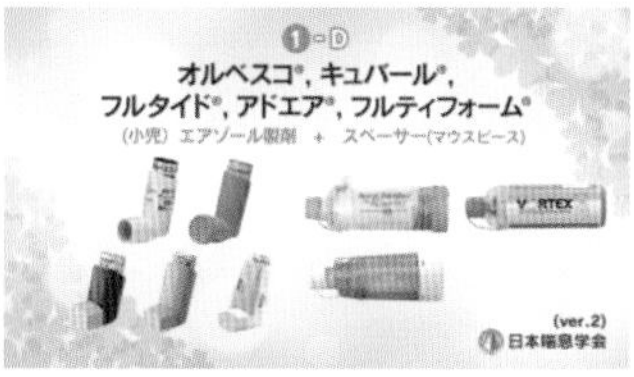

❶-E　小児用エアゾール本体＋スペーサー（マスク）

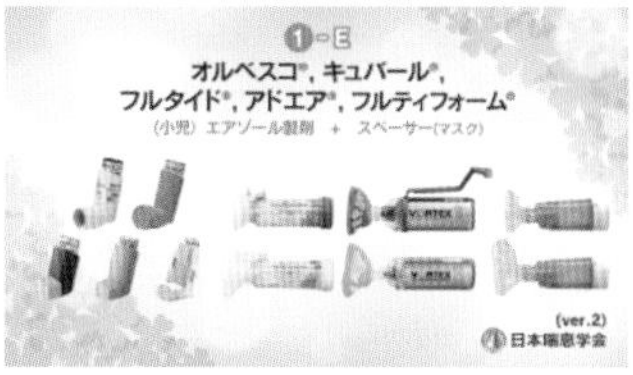

❶-F　急性増悪時 エアゾール

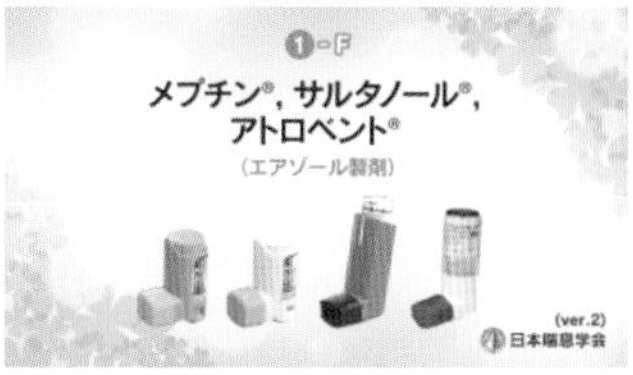

❷　レスピマット

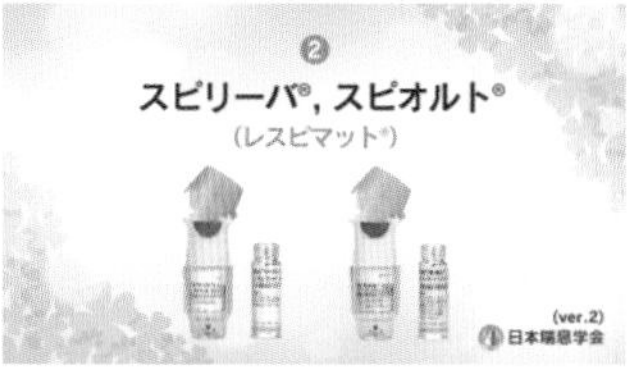

❹　ディスカス

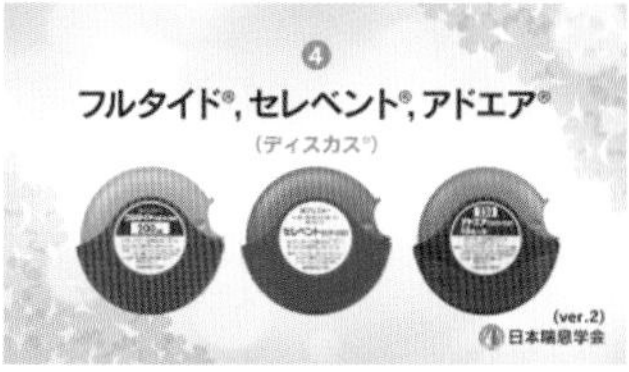

❺　エリプタ

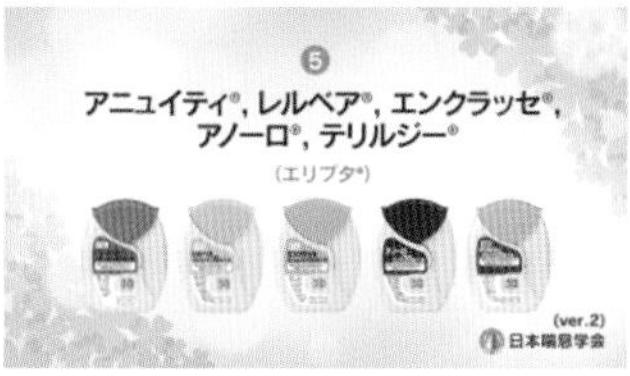

裏面へつづく➡

⑥-A タービュヘイラー

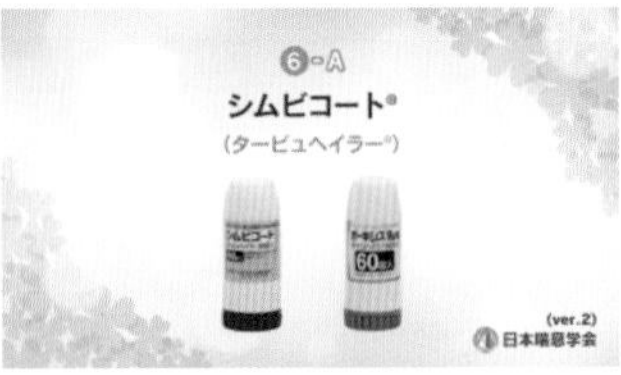

⑥-B タービュヘイラー

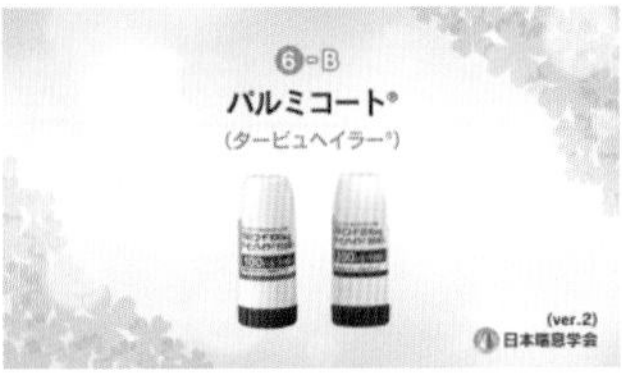

⑦ ブリーズヘラー

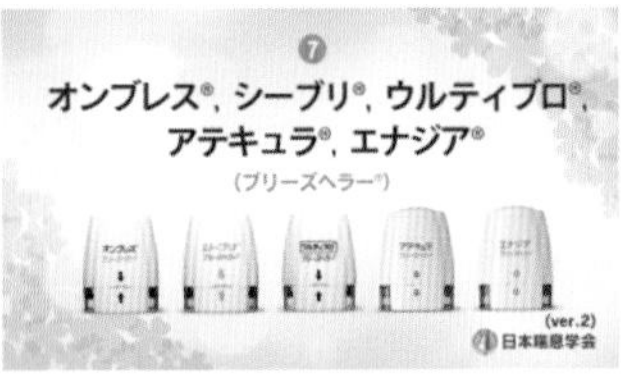

⑧ ツイストヘラー

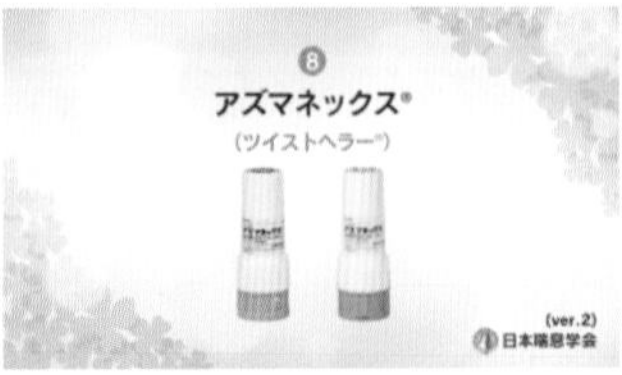

⑨ ジェヌエア

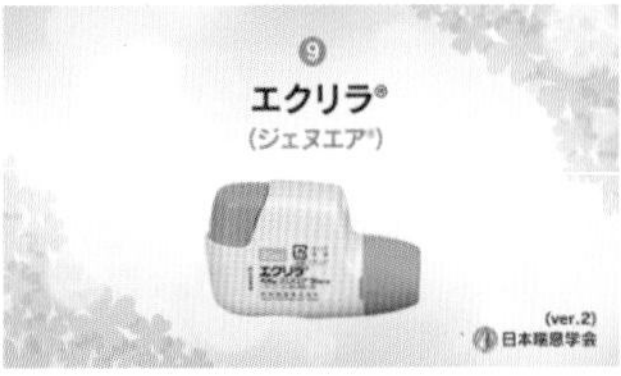

⑩ ハンディヘラー

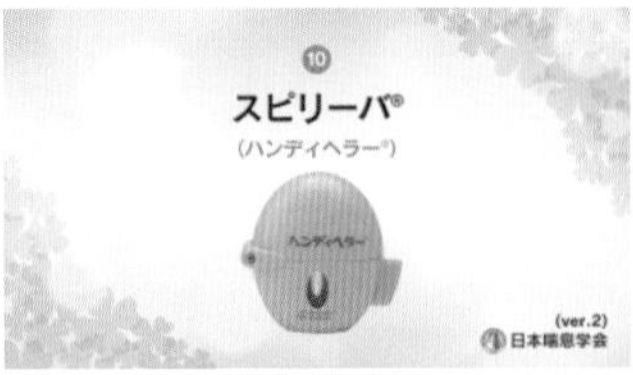

⑪ 急性増悪時 スイングヘラー

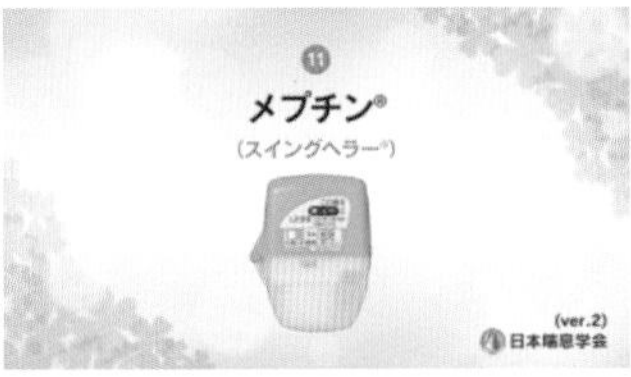

⑫ パルミコート吸入液

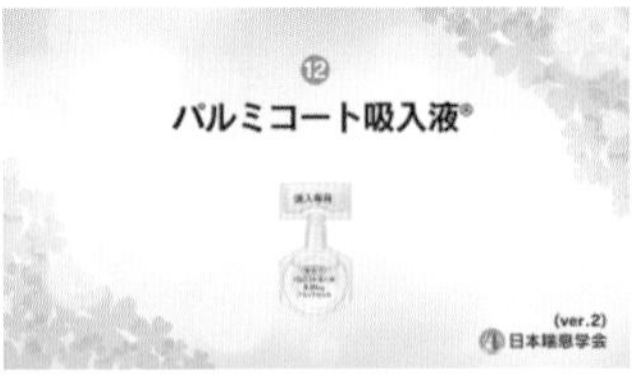

⑬ 抗インフルエンザ薬：イナビル

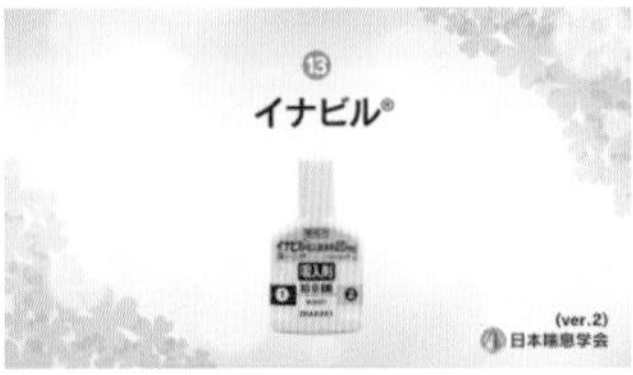

⑭ 抗インフルエンザ薬：リレンザ

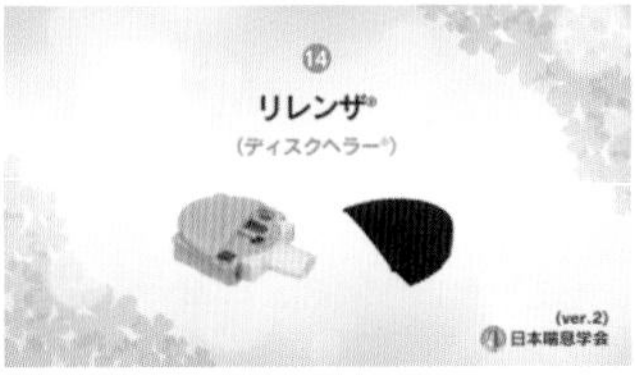

ホー吸入 パンフレット 表面

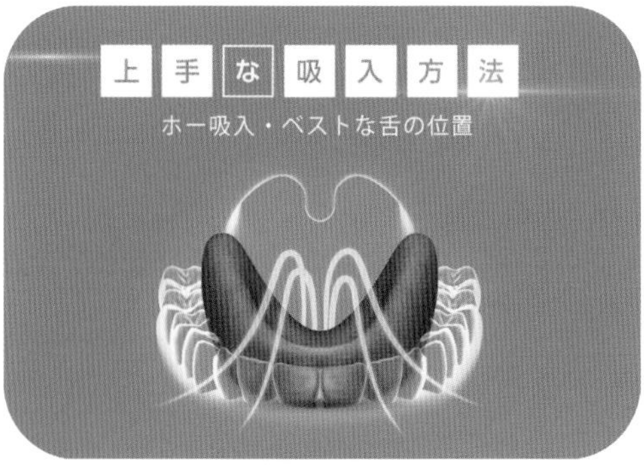

吸入薬は，気管の中に入って初めて効果が得られます．操作が間違っていたり，お薬が口の中で止まっていると期待される効果がでません．すべての吸入器に共通した注意事項について解説します．

お薬の効果が最大限に引き出されるように，一緒に練習しましょう．

「ホー吸入 Ver.3」動画

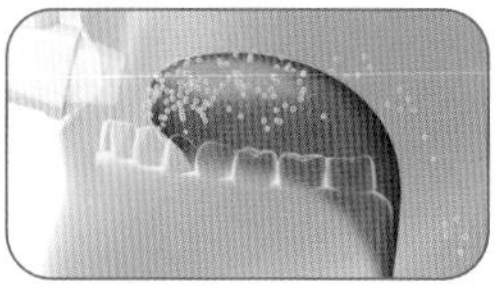

❶ 吸入器をくわえると，吸入口のすぐ前に舌がきます．

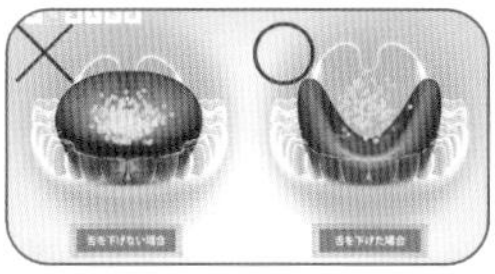

❷ 舌を下げないで息を吸うと，お薬が舌に当たって止まってしまいます．

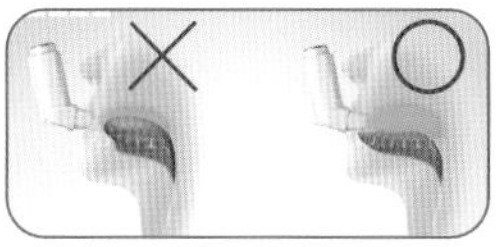

❸ また口や喉の奥が狭いので，お薬が気管まで届きにくく効率的ではありません．

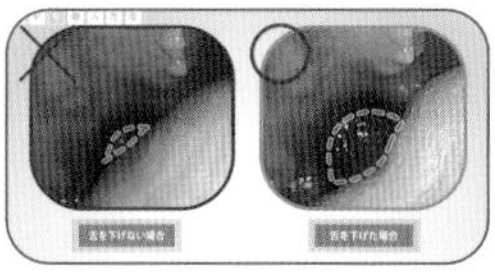

❹ 写真（左）は喉の奥がせまいですが，写真（右）は舌を下げているので喉の奥が広がっていて，効率的にお薬を吸い込めます．

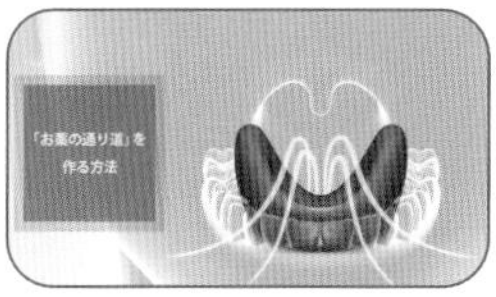

❺ では「お薬の通り道」を作る方法を簡単に説明します．

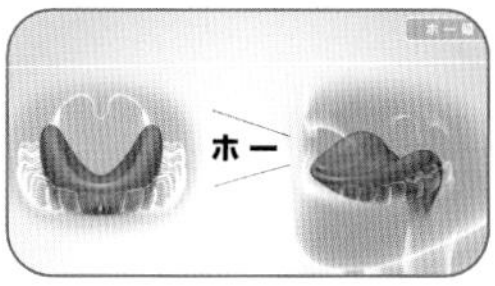

❻ 舌を下の歯よりも前に出して，「ホー」と大きく発音してみてください．

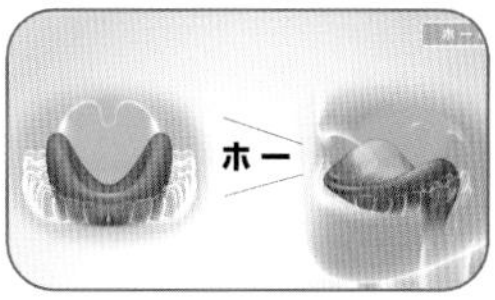

❼ 舌を下げ，喉の奥を広げて口の中心に空間を作るイメージです．

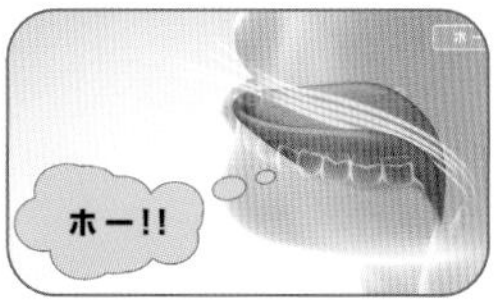

❽ 舌を下げたまま，頭の中で「ホー」と思いながら大きく息を吸い，喉の奥に空気が当たる感じがわかったら成功です．

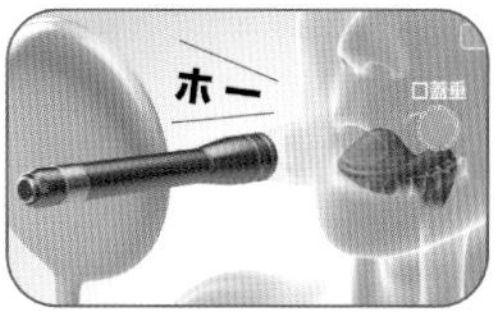

❾ わかりにくい場合は，手鏡とライトを用意して，鏡に向かって「ホー」の発音をし，口蓋垂が見えるまで練習してください．口蓋垂が見えたら，その時の舌の形状を記憶してください．

裏面へつづく➡

ホー吸入 パンフレット　裏面

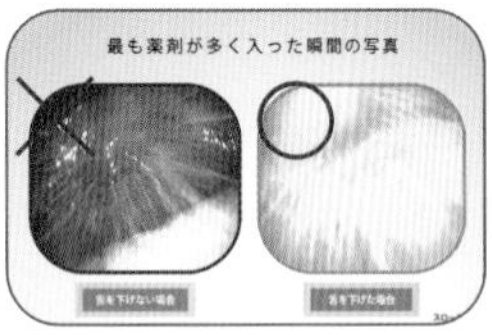

⑩
粉の薬を吸入した場合です．右側の舌を下げて吸った方が，より多くの白い粉薬が気管に入っていきます．

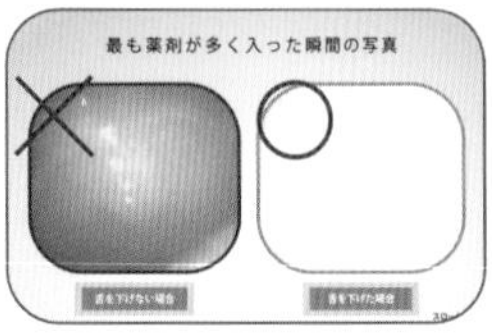

⑪
霧状に出るお薬の場合です．噴射された白い薬は，右側の舌を下げて吸った方が，より多く気管に入っていきます．

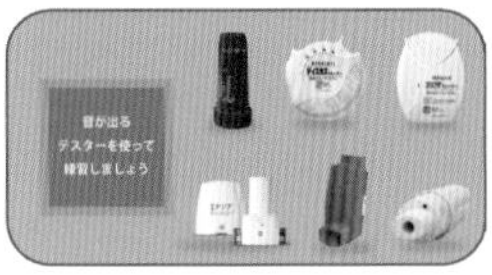

⑫
音が出るテスターを使って練習をしましょう．

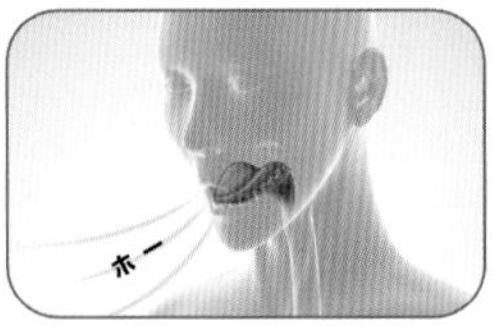

⑬
「ホー」と言いながら，舌を下げ，喉の奥を広げて息を吐きます．

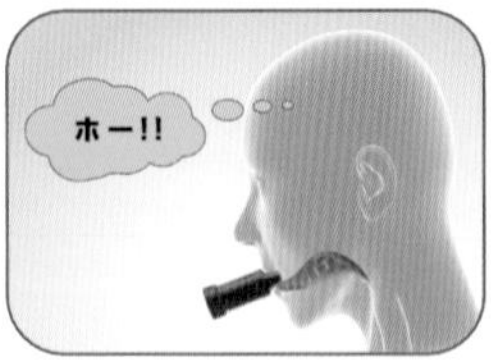

⑭
舌を下げたまま，舌の上に吸入口を乗せてくわえます．

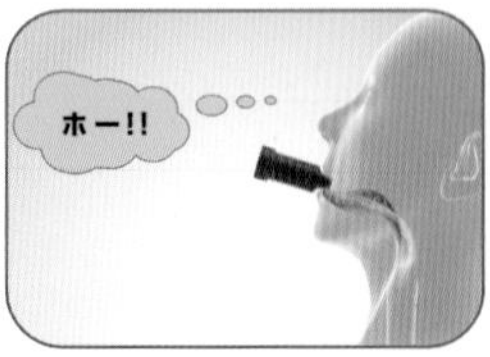

⑮
頭の中で「ホー」と思いながら，大きく吸ってください．

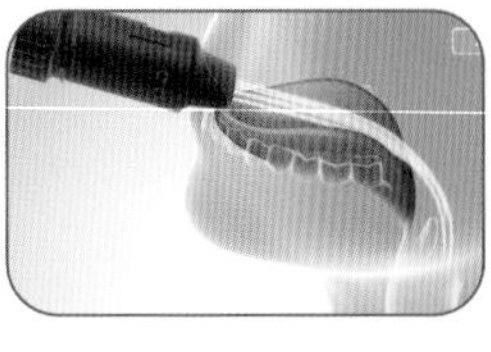

⑯
テスターが「ピー」と鳴り，空気が喉の奥に当たり，気管方向に入っていく感じがわかれば成功です．

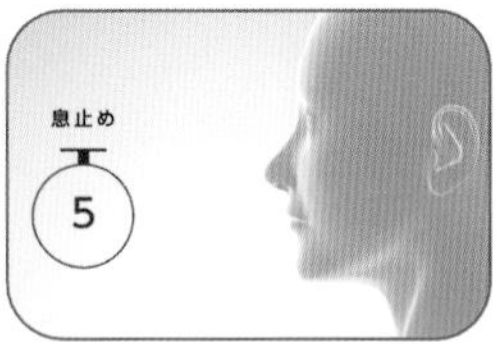

⑰
大きく吸いこんだら，吸入器を口から外し，口を閉じて，喉元で5秒間ほど息を止めます．

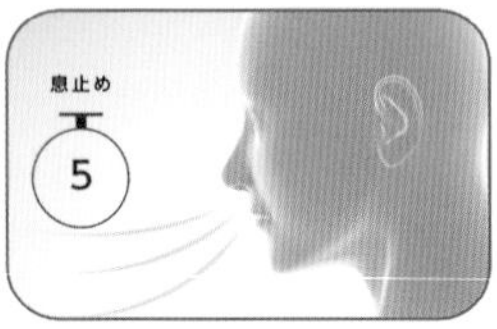

⑱
ゆっくり息を吐きます．5秒間が苦しい場合は，ご自分のペースに合わせてください．

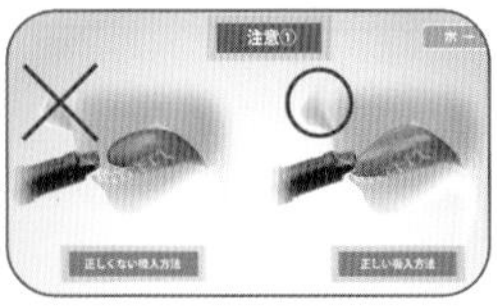

⑲
注意点①　吸入器と舌の間が離れていると舌が下がりません．必ず舌の上に吸入口を乗せてください．

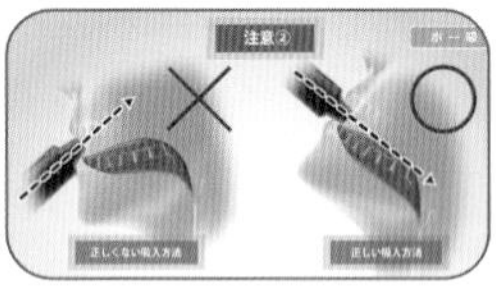

⑳
注意点②　吸うときは，背筋と首を伸ばして少し上を向きます．吸入器の先を気管の方向に向けてください．

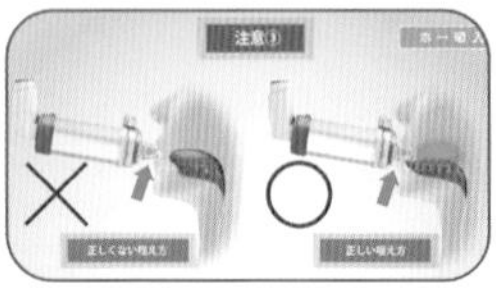

㉑
注意点③　スペーサーを使用する場合は，吸入口の前に舌がこないように，根元まで深くくわえてください．

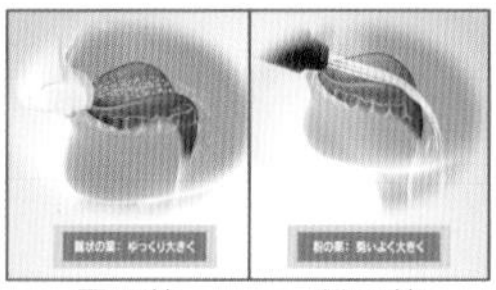

霧の薬　粉の薬

㉒
注意点④　吸入のスピードは，霧の薬は「ゆっくり大きく」，粉の薬は「勢いよく大きく」吸ってください．

日本喘息学会ホームページに吸入器の操作ビデオもあります．合わせてご覧ください．

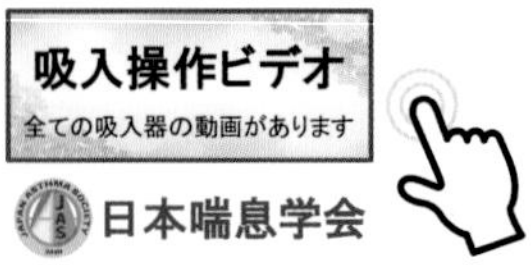

動画はこちらから

①-A エアゾール本体のみ　表面

お名前：　　　　　　　　　　ID：　　　　　　　　指導前・指導【　　　】か月後

吸入器の名前は【　　　　　　】です．【アサ　回，ヨル　回】を定期的に吸入してください．

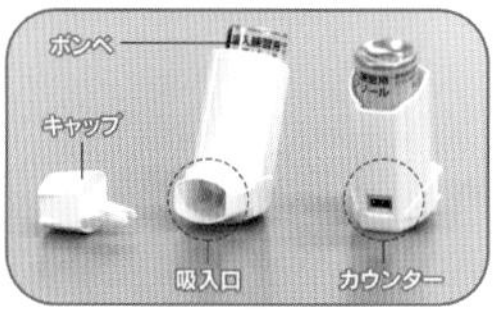

❶
吸入器の名称を示します．

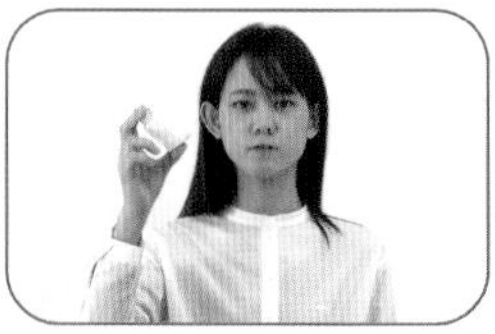

❷ □ (理解したら☑)
吸入器のキャップを開け，薬剤を均一に混ぜるためによく振ってください．

ホー吸入

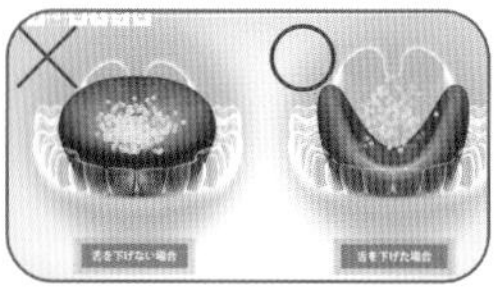

❸
口の中に**お薬の通り道**を作る方法「ホー吸入」の説明をします．

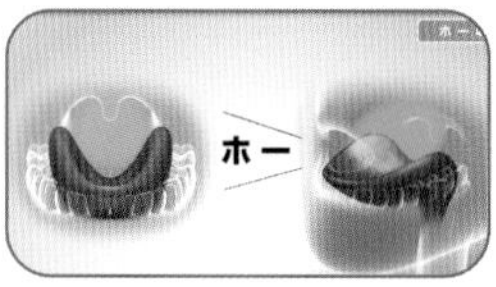

❹ □
「ホー」と**歌うように**発音しながら舌を下げ，喉の奥を広げます．

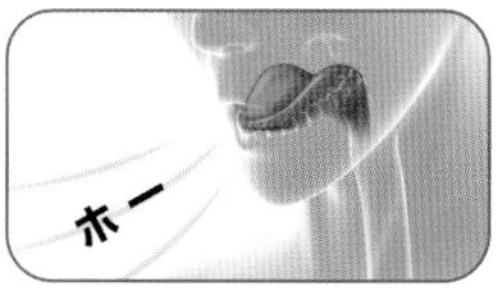

❺ □
「ホー」の発音のまま息を吐き，

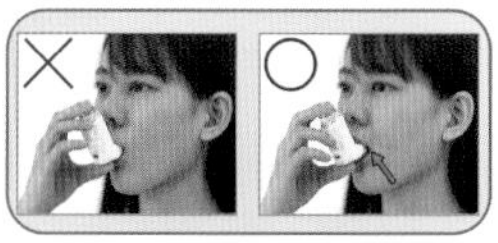

❻ □
吸入口を舌の上に乗せて歯で軽く噛み，口角に空気を通す隙間を作ります．

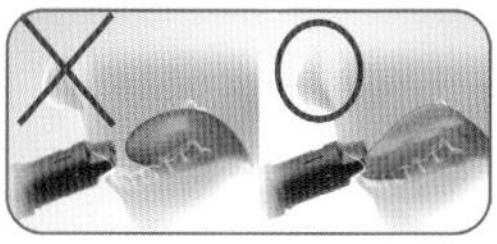

❼ □
吸入口と舌が離れないように注意してください．

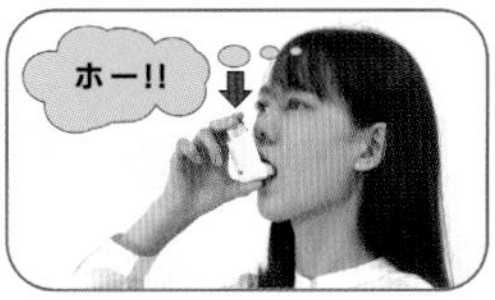

❽ □
ボンベを1回押すと同時に，

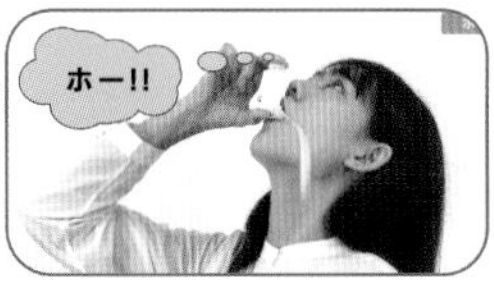

❾ □
頭の中で「ホー」と思いながら，ゆっくり大きく吸ってください．

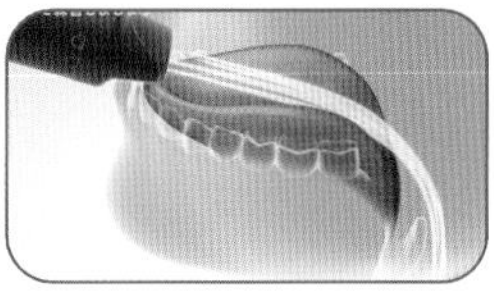

❿ □
喉の奥に，**空気の流れ**を感じれば成功です．

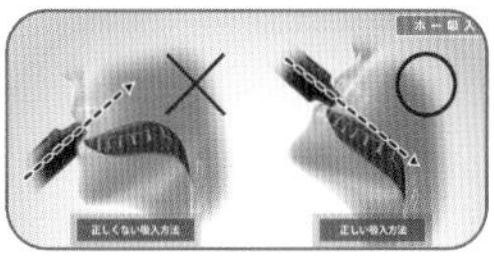

⓫ □
吸うときは下を向かず，アゴと吸入器の後ろを少し上げて，吸入口の先端を喉に向けます．

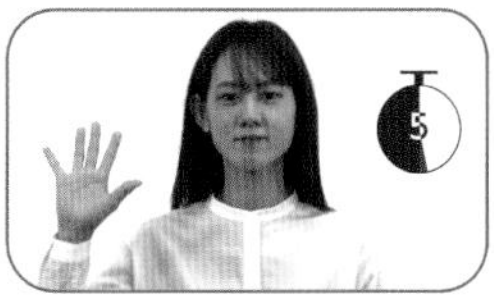

⓬ □
吸入器を口からはずして口を閉じ，なるべく5秒間息を止めます．

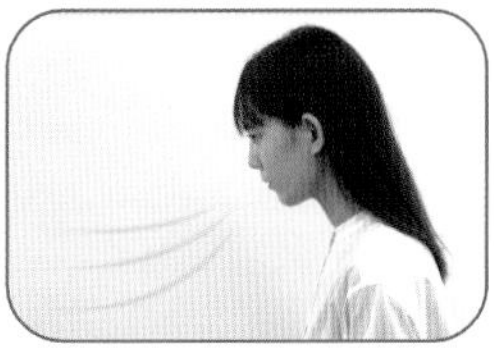

⓭ □
ゆっくり息を吐きます．

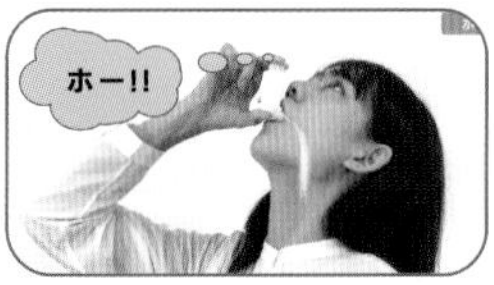

⓮ □
2回目の指示がある場合は，❹から繰り返してください．

裏面へつづく➡

①-A エアゾール本体のみ　裏面

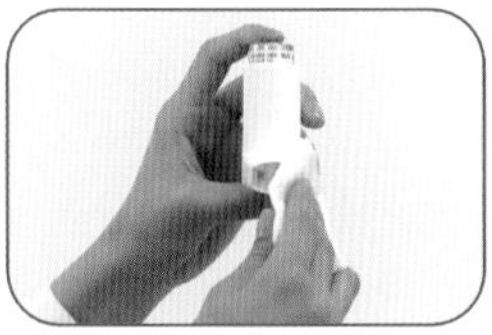

⑮ □
吸入口を拭いて清潔にしてから，キャップを閉めてください．

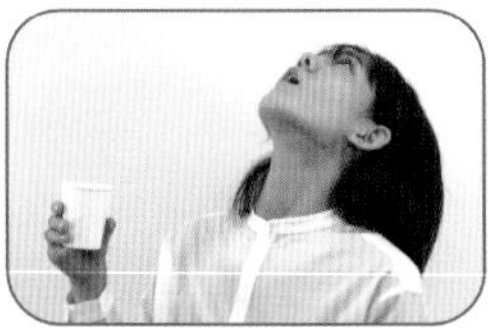

⑯ □
うがいをします．口の中3回，喉の奥まで3回，うがいをしてください．

注意点

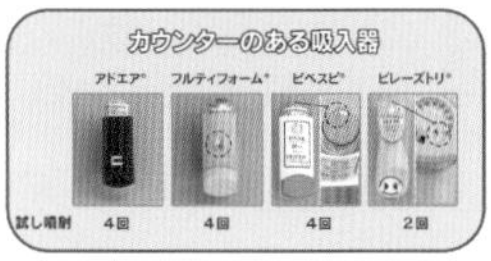

【カウンターのある吸入器】

⑰
使用前によく振ってから試し噴射をしてください．

注意点

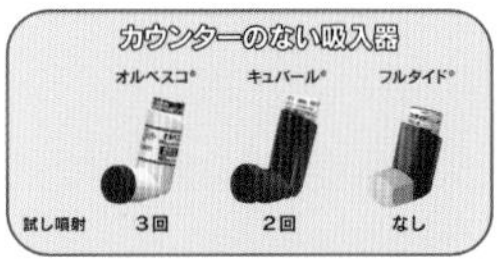

【カウンターのない吸入器】

⑱
使用前によく振ってから試し噴射をしてください．

注意点

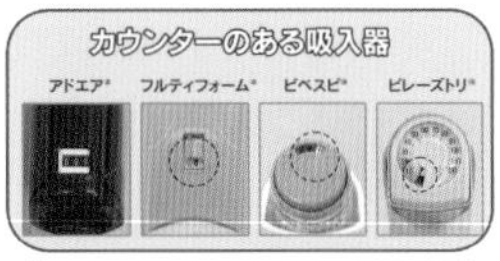

【カウンターのある吸入器】

⑲
小窓の残り回数が“0”になったら，新しい吸入器に替えてください．

注意点

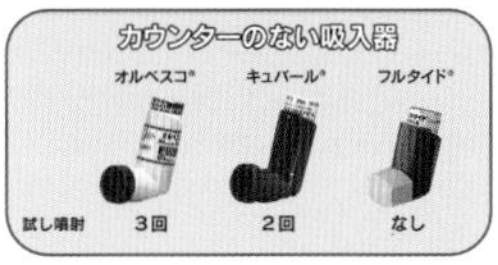

【カウンターのない吸入器】

⑳
噴射が弱くなったら新しい吸入器に替えてください．

●吸入操作ビデオ（日本喘息学会 HP）

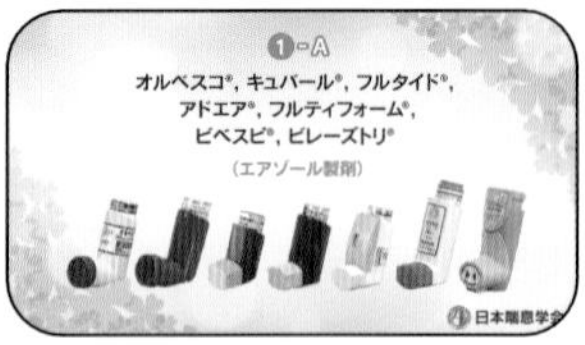

動画はこちらから

①-B エアゾール本体＋スペーサー（マウスピース）　表面

お名前：　　　　　　　　　　　　　ID：　　　　　　　　　指導前・指導【　　　】か月後

吸入器の名前は【　　　　　　】です．【アサ　回，ヨル　回】を定期的に吸入してください．

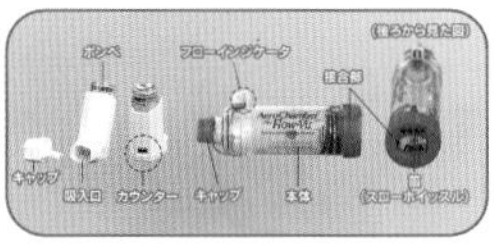

❶
吸入器とスペーサーの名称を示します．

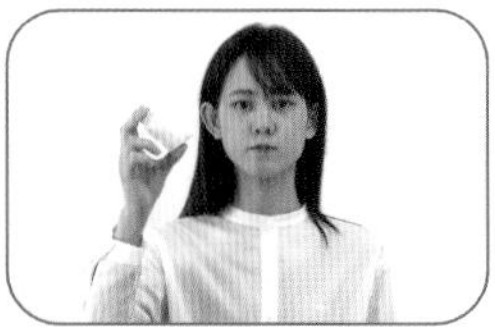

❷ □（理解したら☑）
吸入器のキャップを開け，薬剤を均一に混ぜるためによく振ってください．

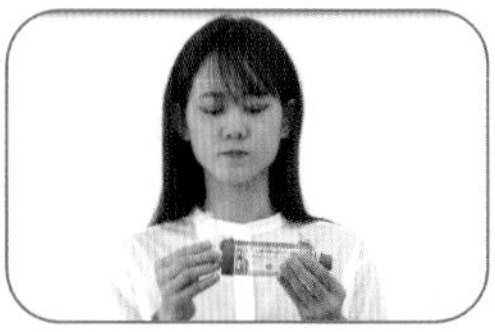

❸ □
押しボタンが上になるようにスペーサーに吸入器を装着し，キャップをはずします．

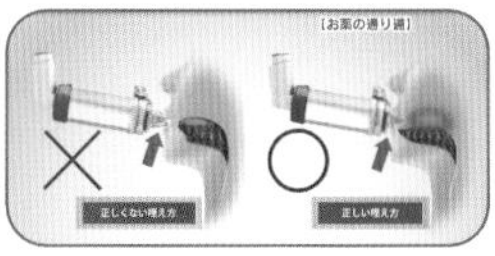

❹ □
口を開け，スペーサーの吸入口を歯を超えて根元まで深くくわえ，なるべく喉の奥を広げます．

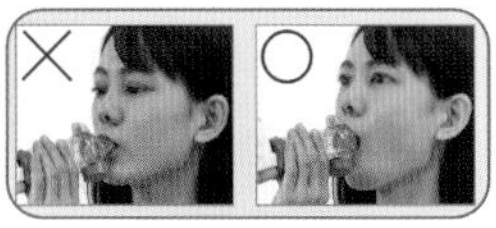

❺ □
口元は，隙間のないようにしっかりとくわえます．

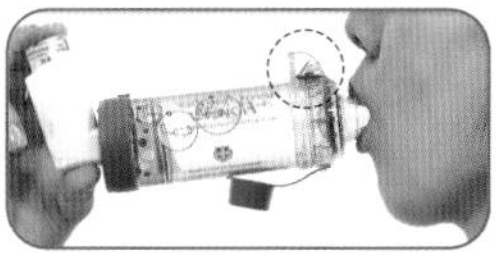

❻ □
深呼吸をしてフローインジケータが動き，空気漏れがないことを確認してください．

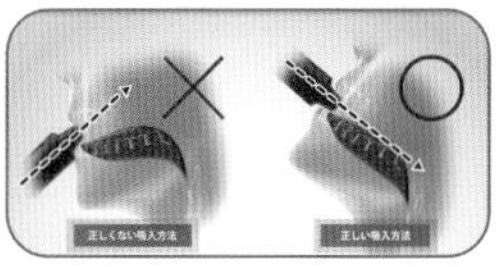

❼ □
吸うときは下を向かずアゴとスペーサーの後ろを少し上げて，マウスピースの先端を気管に向けます．

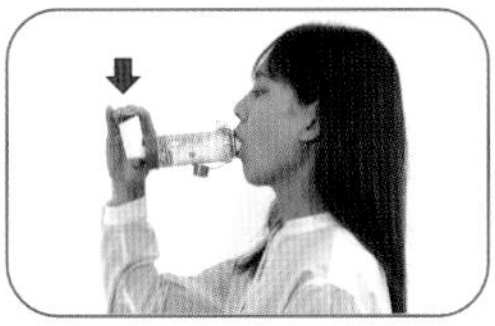

❽ □
吸気のタイミングに合わせてボンベを1回押し，

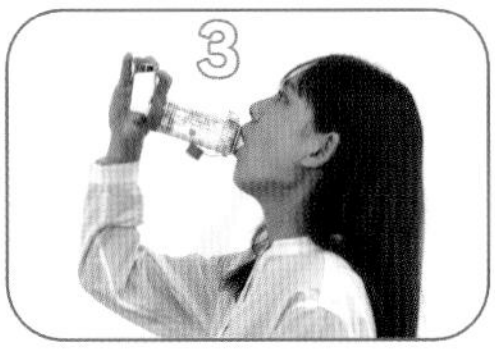

❾ □
胸郭が膨らむくらいにゆっくり大きな深呼吸を3回繰り返してください．

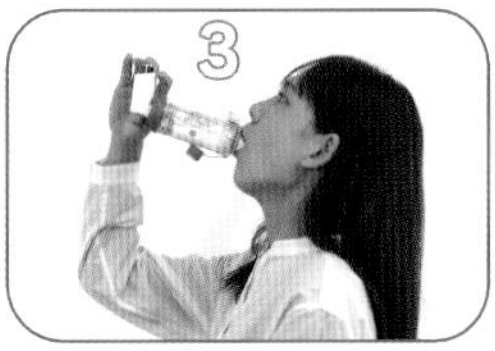

❿ □
2回目の指示がある場合は，❼から繰り返してください．

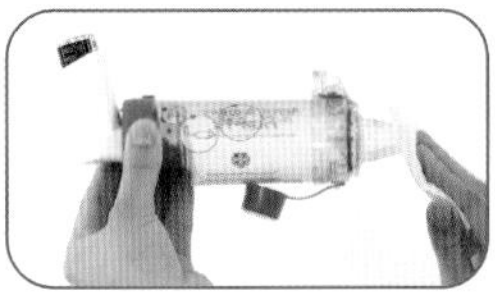

⓫ □
吸入口を拭いて清潔にしてから，キャップを閉めてください．

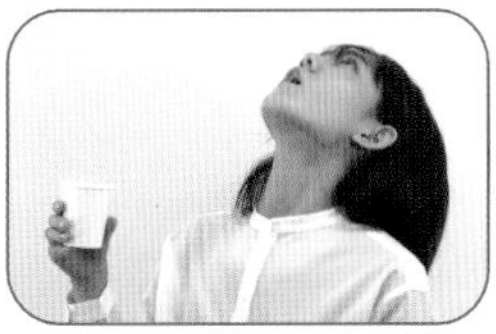

⓬ □
うがいをします．口の中3回，喉の奥まで3回，うがいをしてください．

注意点

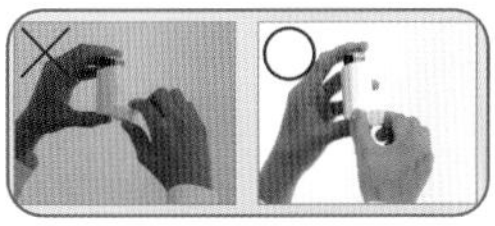

⓭
キャップの上下を持って外れにくい場合は，側面を持ち内側に押すようにして引っ張る．

注意点

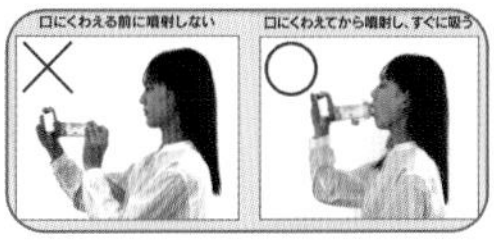

⓮
スペーサーをくわえて，フローインジケータが動くのを確認してから噴射し，すぐに大きく吸う．

裏面へつづく➡

①-B エアゾール本体＋スペーサー（マウスピース） 裏面

注意点

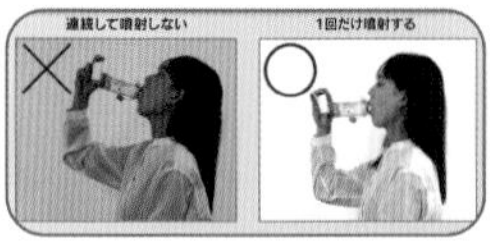

⑮
スペーサーの中に1回につき1度だけ噴射します．2回連続して噴射しないでください．

注意点

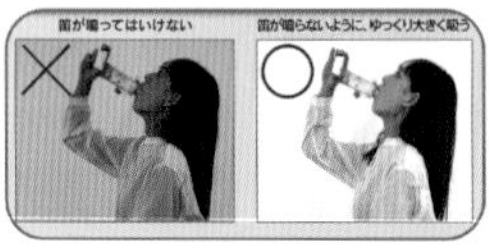

⑯
警告の笛が鳴ってはいけません．笛が鳴らないように，**ゆっくり大きく**吸入する．

注意点

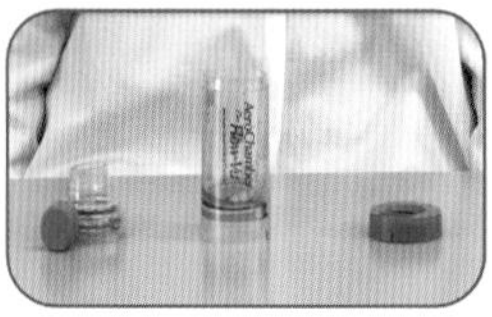

⑰
週に1度は，スペーサーを洗ってください．
3つに分解します．
これ以上は分解しないでください．

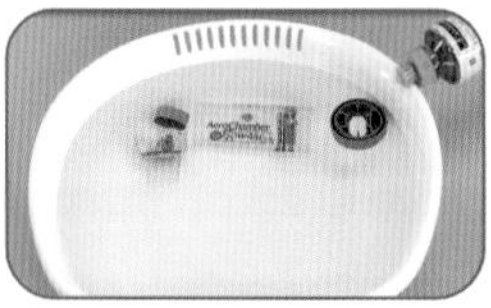

⑱
食器用洗剤を薄めたぬるま湯に15分間つけておき，よくすすいで自然乾燥させます．

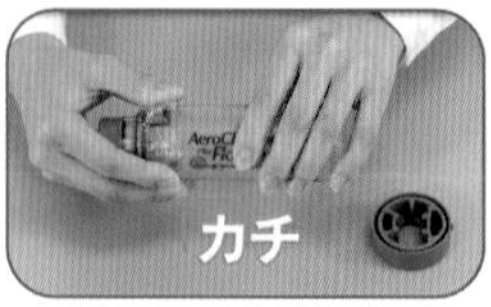

⑲
完全に乾いてから，マウスピースと本体は，「カチッ」と音がするまで回して固定します．

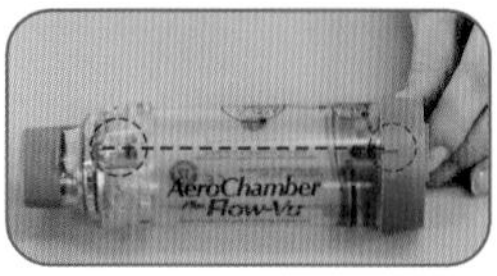

⑳
フローインジケータと本体の切れ込み，接合部のポイントを真上にして合わせます．

注意点

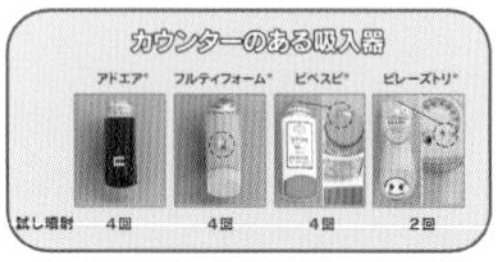

【カウンターのある吸入器】

㉑
使用前によく振ってから試し噴射をしてください．

注意点

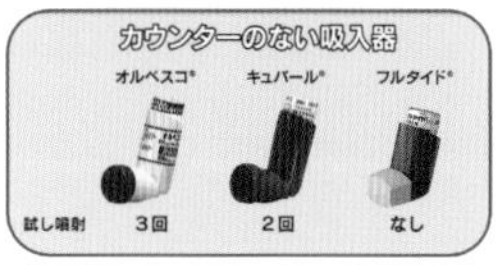

【カウンターのない吸入器】

㉒
使用前によく振ってから試し噴射をしてください．

注意点

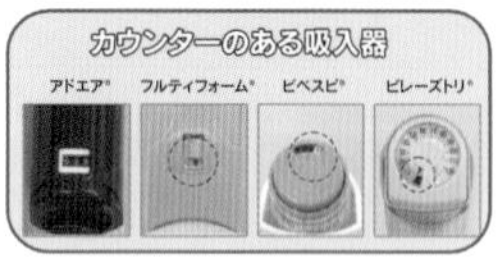

【カウンターのある吸入器】

㉓
小窓の残り回数が“0”になったら，新しい吸入器に替えてください．

注意点

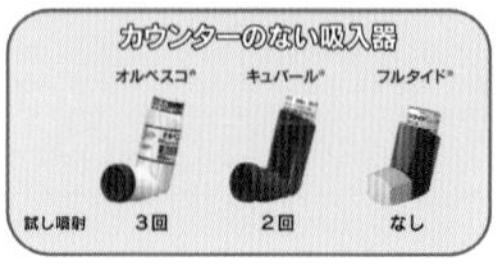

【カウンターのない吸入器】

㉔
噴射が弱くなったら新しい吸入器に替えてください．

●吸入操作ビデオ（日本喘息学会HP）

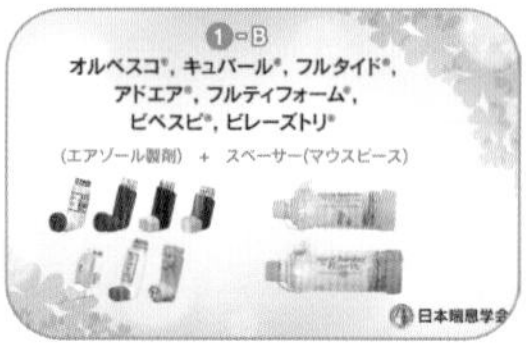

動画はこちらから

①-C エアゾール本体+スペーサー（マスク） 表面

お名前：　　　　　　　　　　　ID：　　　　　　　　指導前・指導【　　　】か月後

吸入器の名前は【　　　　　　】です．【アサ　回，ヨル　回】を定期的に吸入してください．

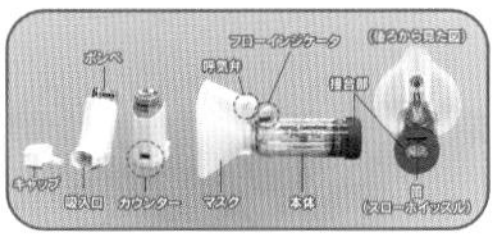

❶
吸入器とスペーサーの名称を示します．

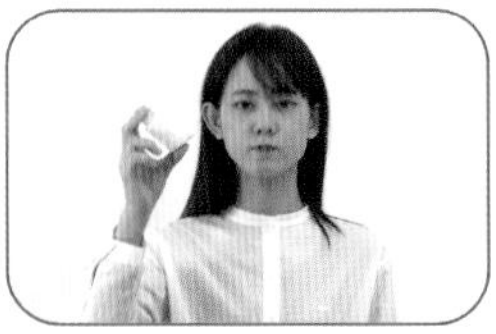

❷ □ （理解したら☑）
吸入器のキャップを開け，薬剤を均一に混ぜるためによく振ってください．

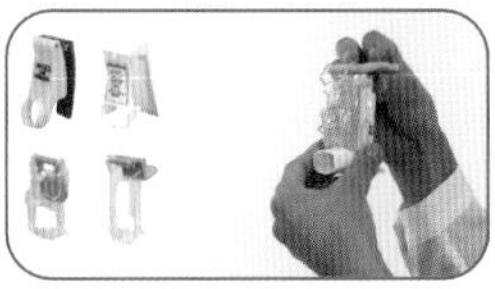

❸ □
吸入器に補助器具を装着します．

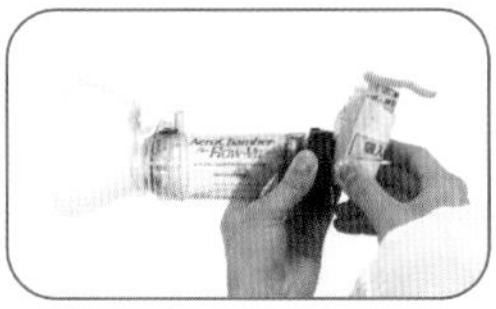

❹ □
押しボタンが上になるようにスペーサーに吸入器を装着します．

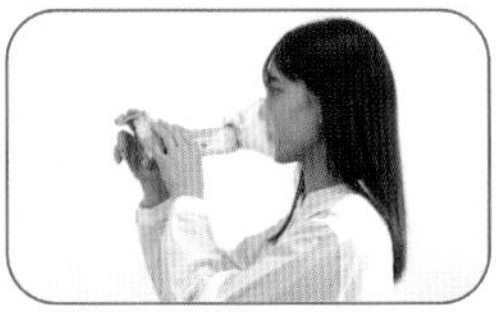

❺ □
マスクは鼻と口の両方をしっかりおおい，ミストが漏れないように，軽く皮膚に押し当てます．

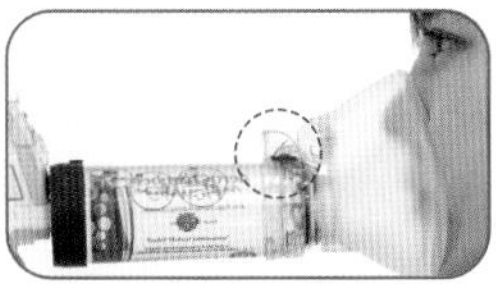

❻ □
深呼吸をしてフローインジケータが動き，空気漏れがないことを確認してください．

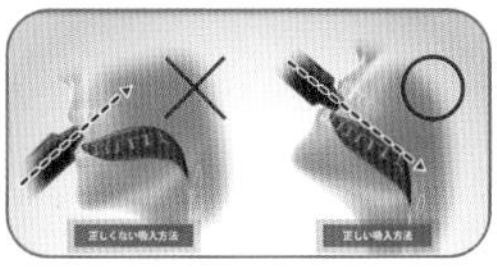

❼ □
吸うときは下を向かずアゴとスペーサーの後ろを少し上げて気管に向け，薬剤が届きやすくします．

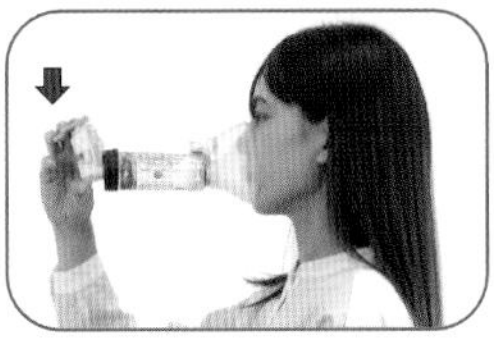

❽ □
吸気のタイミングに合わせてボンベを1回押し，

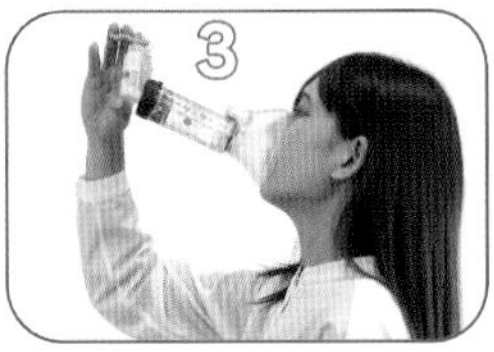

❾ □
胸郭が膨らむくらいにゆっくり大きな深呼吸を3回繰り返してください．

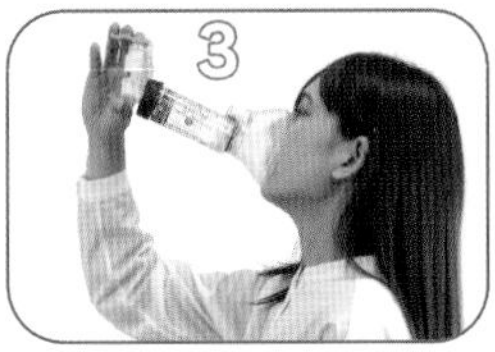

❿ □
2回目の指示がある場合は，❽から繰り返してください．

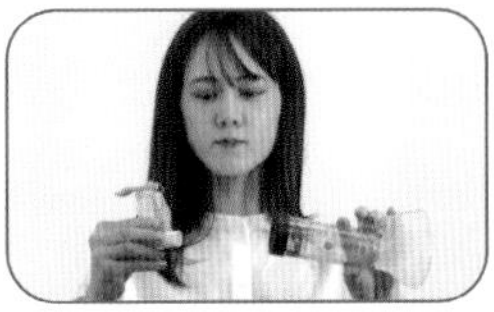

⓫ □
本体をスペーサーから外し，キャップをはめます．

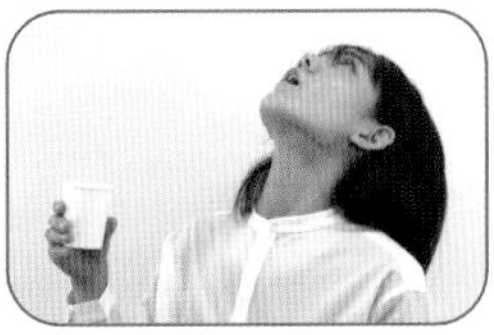

⓬ □
口の中3回，喉の奥まで3回，うがいをしてください．うがいができない場合は水を飲んでください．

注意点

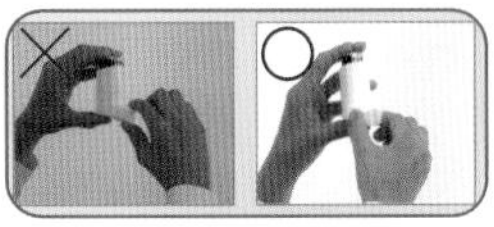

⓭
キャップの上下を持って外れにくい場合は，側面を持ち内側に押すようにして引っ張る．

注意点

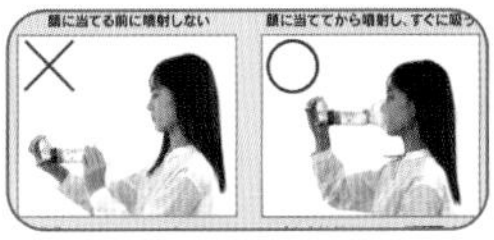

⓮
スペーサーをくわえて，フローインジケータが動くのを確認してから噴射し，すぐに大きく吸う．

裏面へつづく➡

①-C エアゾール本体+スペーサー（マスク） 裏面

注意点

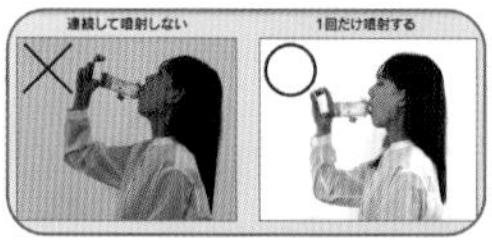

⑮
スペーサーの中には1回につき1度だけ噴射します．2回連続して噴射しないでください．

注意点

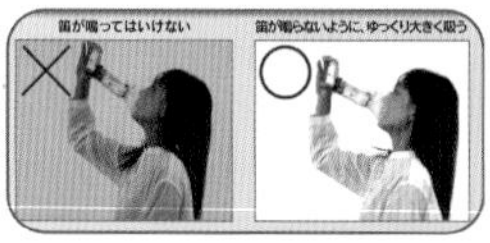

⑯
警告の笛が鳴ってはいけません．笛が鳴らないように**ゆっくり大きく**吸入する．

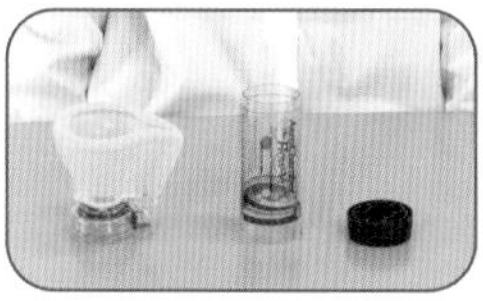

⑰
週に1度は，スペーサーを洗ってください．3つに分解します．これ以上は分解しないでください．

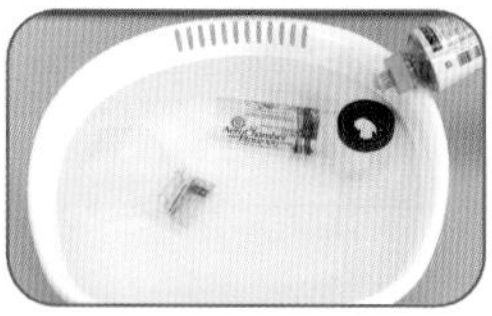

⑱
食器用洗剤を薄めたぬるま湯に15分間つけておき，よくすすいで自然乾燥させます．

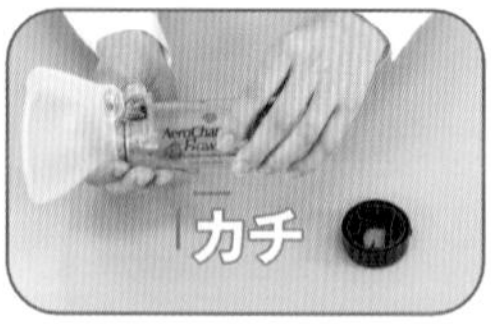

⑲
完全に乾いてから，マウスピースと本体は，「カチッ」と音がするまで回して固定します．

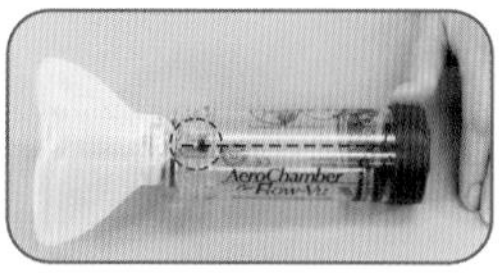

⑳
フローインジケータと本体の切れ込み，接合部のポイントを真上にして合わせます．

注意点

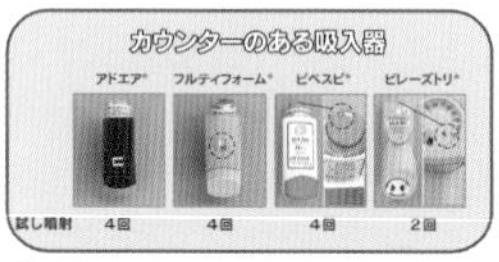

【カウンターのある吸入器】

㉑
使用前によく振ってから試し噴射をしてください．

注意点

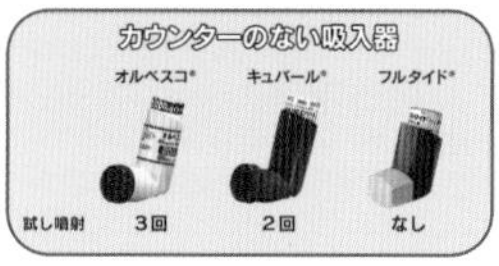

【カウンターのない吸入器】

㉒
使用前によく振ってから試し噴射をしてください．

注意点

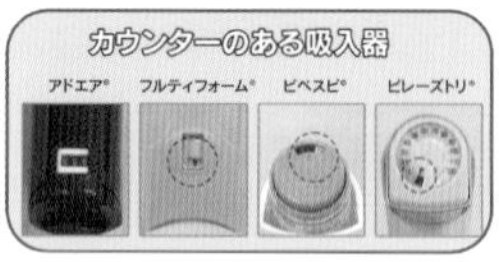

㉓
カウンターのある吸入器では，カウンターで吸入回数を確認してください．

注意点

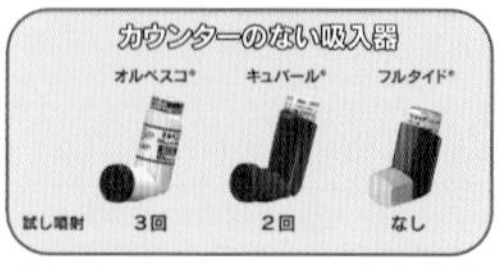

【カウンターのない吸入器】

㉔
噴射が弱くなったら新しい吸入器に替えてください．

●吸入操作ビデオ（日本喘息学会 HP）

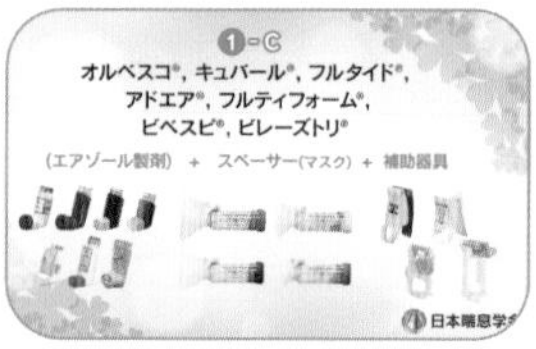

動画はこちらから

①-D 小児用エアゾール本体＋スペーサー（マウスピース） 表面

お名前：　　　　　　　　　　　　ID：　　　　　　　　　指導前・指導【　　　】か月後

吸入器の名前は【　　　　　　】です．【アサ　回，ヨル　回】を定期的に吸入してください．

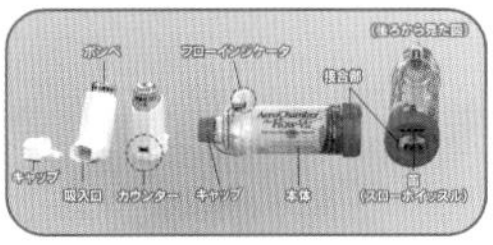

❶
吸入器とスペーサーの名称を示します．

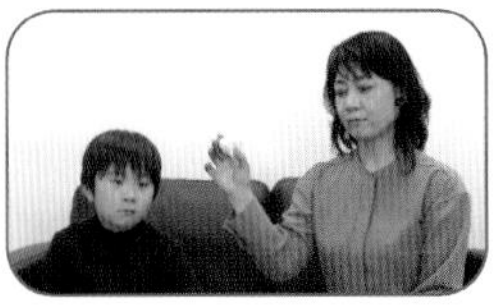

❷ □ (理解したら☑)
薬剤を均一に混ぜるために よ く 振 っ て，キャップをはずします．

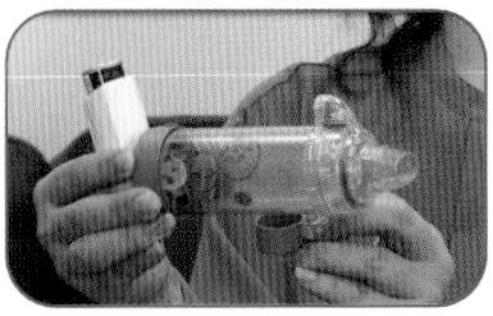

❸ □
押しボタンが上になるようにスペーサーに吸入器を装着します．

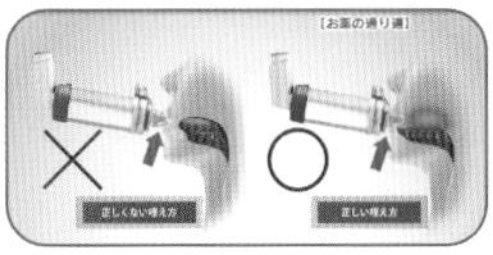

❹ □
口を開け，スペーサーの吸入口を歯を超えて根元まで深くくわえ，なるべく喉の奥を広げます．

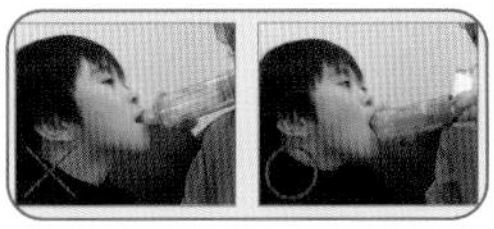

❺ □
口元は，隙間のないようにしっかりとくわえます．

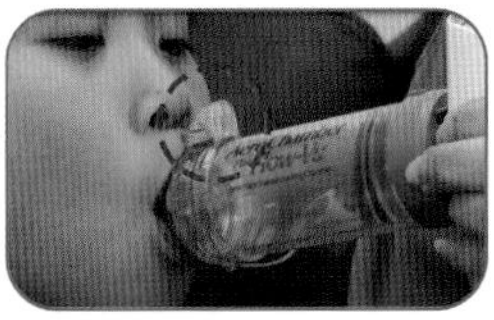

❻ □
深呼吸をしてフローインジケータが動き，空気漏れがないことを確認してください．

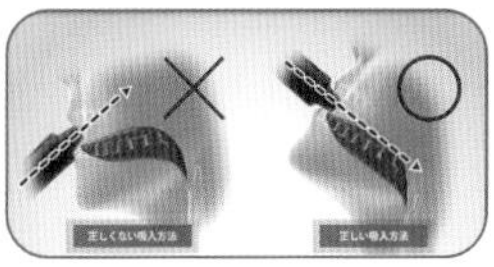

❼ □
吸うときは下を向かずアゴとスペーサーの後ろを少し上げて，マウスピースの先端を気管に向けます．

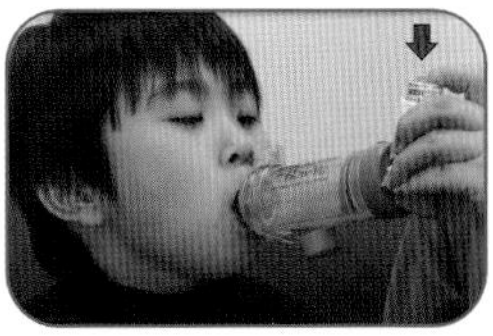

❽ □
吸気のタイミングに合わせてボンベを1回押し，

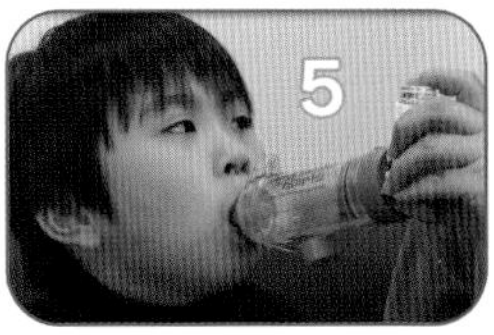

❾ □
胸郭が膨らむくらいにゆっくり大きな深呼吸を3〜5回繰り返してください．

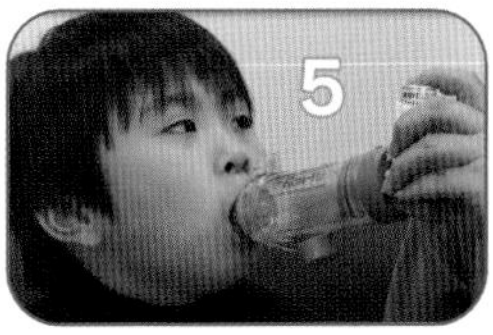

❿ □
2回目の指示がある場合は，❽から繰り返してください．

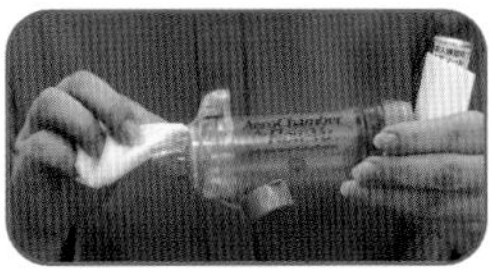

⓫ □
吸入口を拭いて清潔にしてから，キャップを閉めてください．

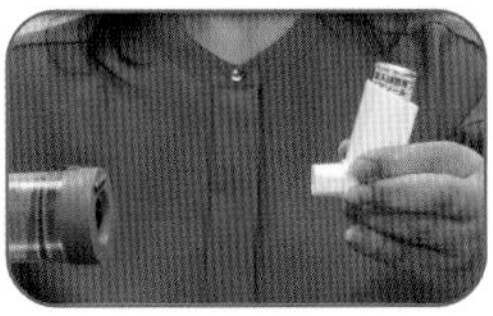

⓬ □
本体をスペーサーから外し，キャップをはめます．

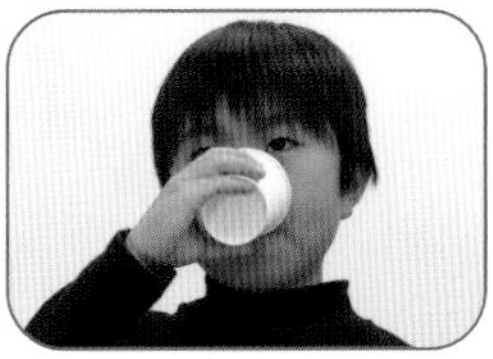

⓭ □
口の中3回，喉の奥まで3回，うがいをします．できない場合は，水を飲んでください．

注意点

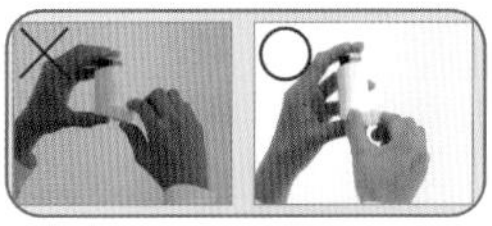

⓮
キャップの上下を持って外れにくい場合は，側面を持ち内側に押すようにして引っ張る．

裏面へつづく➡

①-D 小児用エアゾール本体＋スペーサー（マウスピース）　裏面

注意点

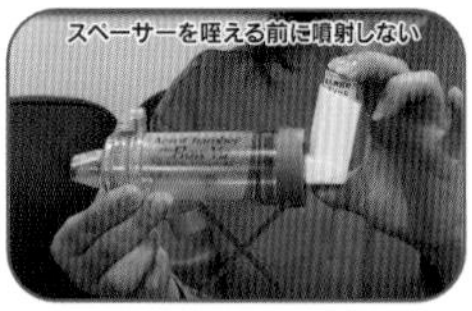

⑮
スペーサーをくわえ，フローインジケータが動くのを確認してから噴射して，すぐに大きく吸ってください．

注意点

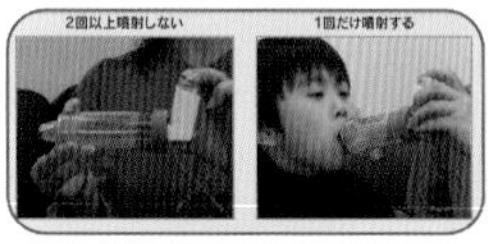

⑯
スペーサーの中に2回連続して噴射しないでください．1回につき1度だけ噴射します．

注意点

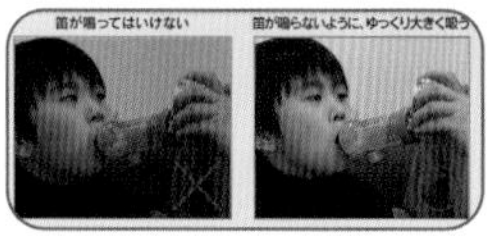

⑰
警告の笛が鳴ってはいけません．笛が鳴らないように<u>ゆっくり大きく</u>吸入します．

注意点

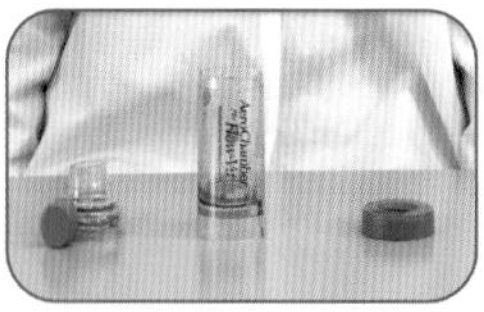

⑱
週に1度は，スペーサーを洗ってください．3つに分解します．これ以上は分解しないでください．

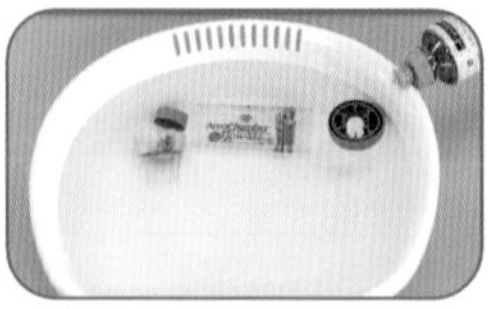

⑲
食器用洗剤を薄めたぬるま湯に15分間つけておき，よくすすいで自然乾燥させます．

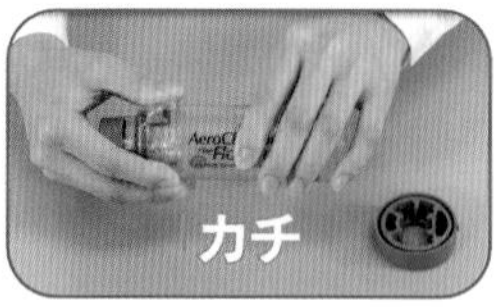

⑳
完全に乾いてから，マウスピースと本体は，「カチッ」と音がするまで回して固定します．

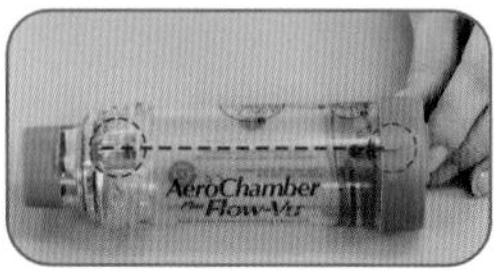

㉑
フローインジケータと本体の切れ込み，接合部のポイントを真上にして合わせます．

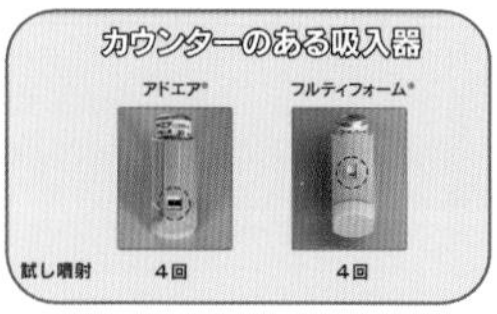

㉒
カウンターのある吸入器は，使用前に4回試し噴射をしてください．

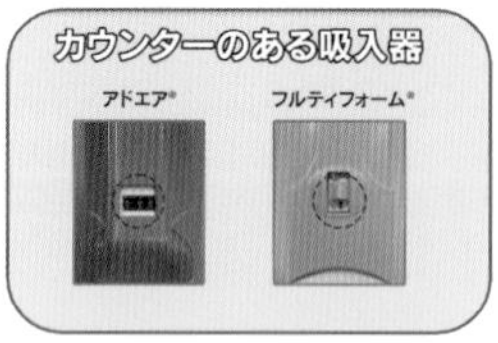

㉓
小窓に残り回数が表示されます．カウンターが“0”になったら新しい吸入器に替えます．

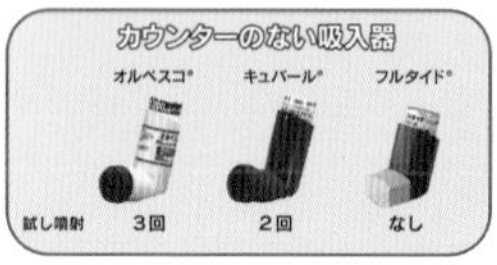

㉔
カウンターがない吸入器は，図の回数に従い，噴射が弱くなったら新しい吸入器に替えます．

●吸入操作ビデオ（日本喘息学会 HP）

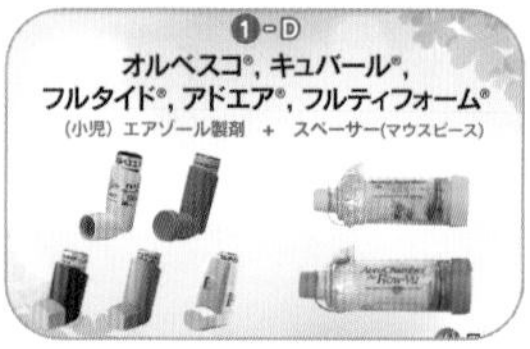

動画はこちらから

①-E 小児用エアゾール本体＋スペーサー（マスク） 表面

お名前：　　　　　　　　ID：　　　　　　　指導前・指導【　　　】か月後

吸入器の名前は【　　　　　】です．【アサ　回，ヨル　回】を定期的に吸入してください．

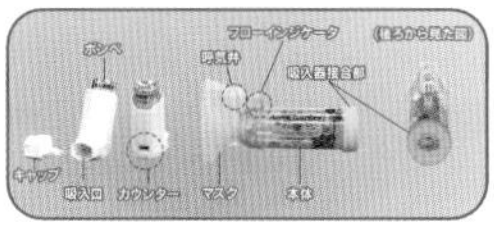

❶
吸入器とスペーサーの名称を示します．

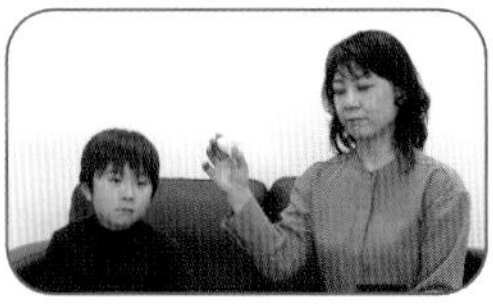

❷ □ (理解したら☑)
薬剤を均一に混ぜるためによく振って，キャップをはずします．

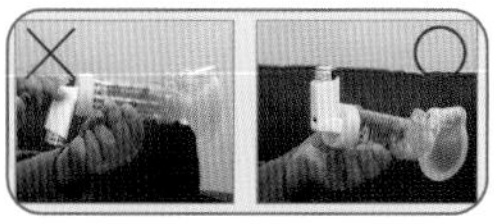

❸ □
押しボタンが上になるようにスペーサーに吸入器を装着します．

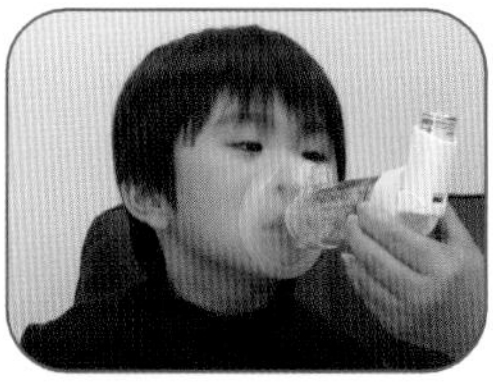

❹ □
マスクは鼻と口の両方をしっかりおおい，ミストが漏れないように，軽く皮膚に押し当てます．

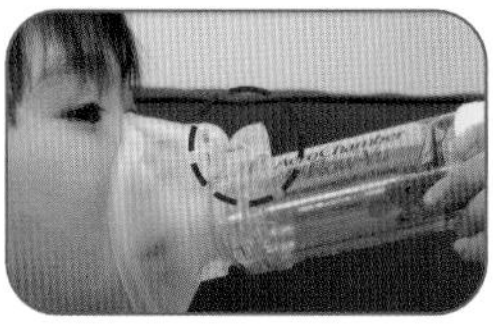

❺ □
深呼吸をしてフローインジケータが動き，空気漏れがないことを確認してください．

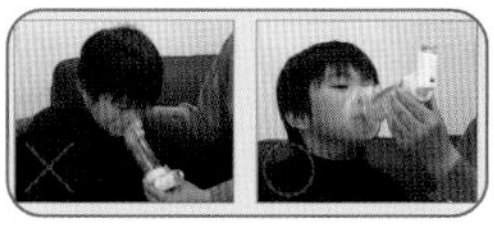

❻ □
吸うときは下を向かず，アゴとスペーサーの後ろを少し上げて，

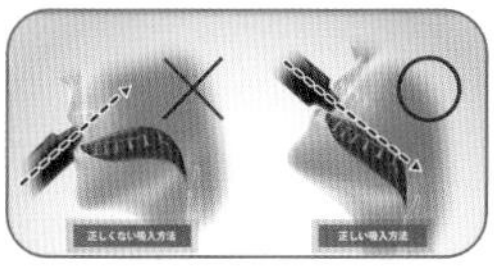

❼ □
マウスピースの先端を気管の方向に向けると，薬剤が届きやすくなります．

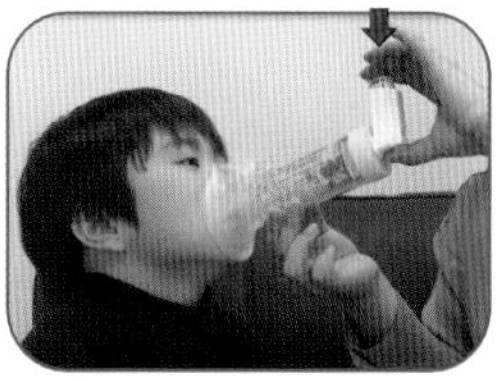

❽ □
吸気のタイミングに合わせてボンベを1回押し，

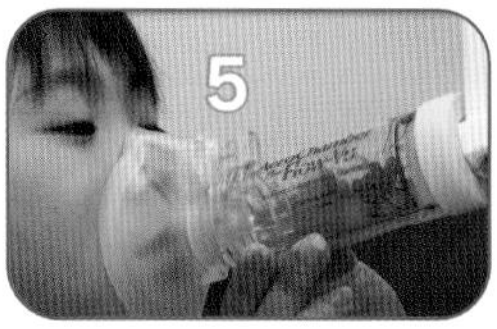

❾ □
胸郭が膨らむくらいにゆっくり大きな深呼吸を3～5回繰り返してください．

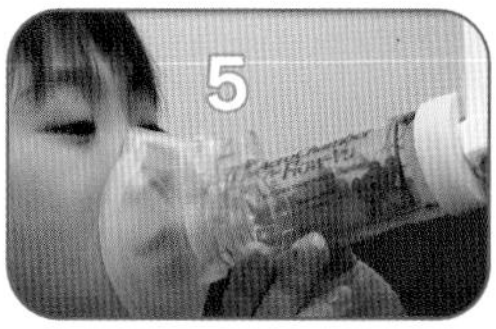

❿ □
2回目の指示がある場合は，❽から繰り返してください．

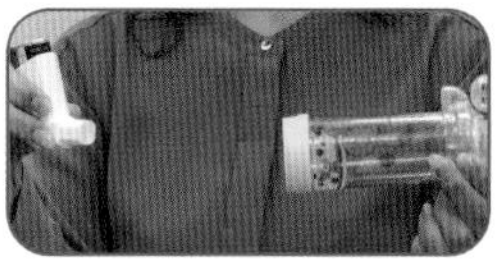

⓫ □
本体をスペーサーから外し，キャップをはめます．

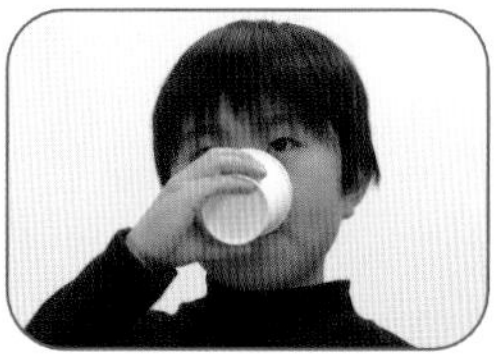

⓬ □
口の中3回，喉の奥まで3回，うがいをします．できない場合は，水を飲んでください．

注意点

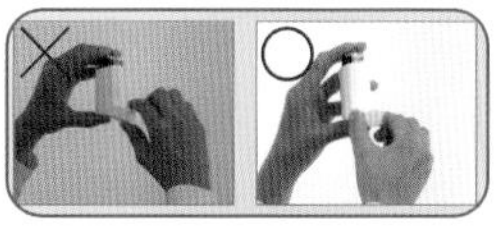

⓭
キャップの上下を持って外れにくい場合は，側面を持ち内側に押すようにして引っ張る．

注意点

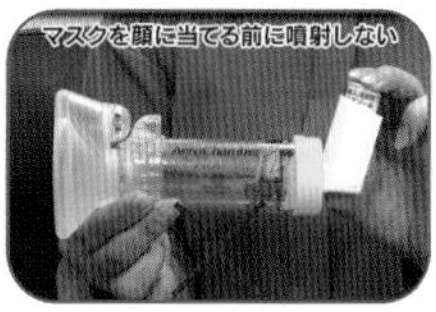

⓮
くわえる前に噴射しないでください．フローインジケータが動くのを確認してから噴射し，すぐに大きく吸います．

裏面へつづく ➡

①-E 小児用エアゾール本体＋スペーサー（マスク）　裏面

注意点

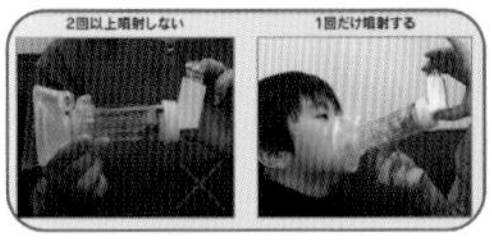

⑮
スペーサーの中には1回につき1度だけ噴射します．2回連続して噴射しないでください．

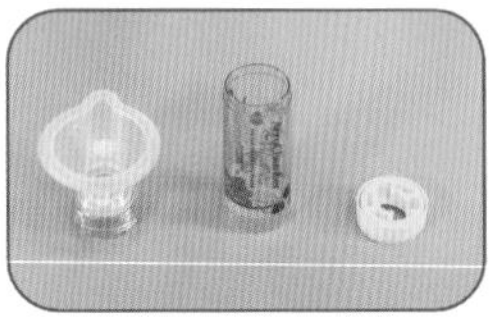

⑯
週に1度は，スペーサーを洗ってください．3つに分解します．これ以上は分解しないでください．

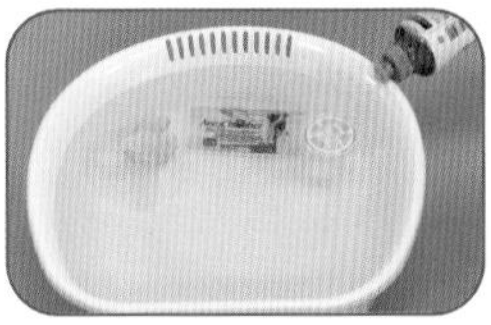

⑰
食器用洗剤を薄めたぬるま湯に15分間つけておき，よくすすいで自然乾燥させる．

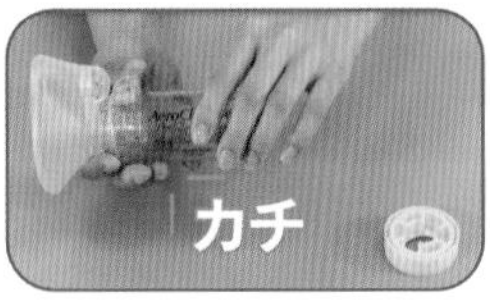

⑱
完全に乾いてから，マウスピースと本体は，「カチッ」と音がするまで回して固定します．

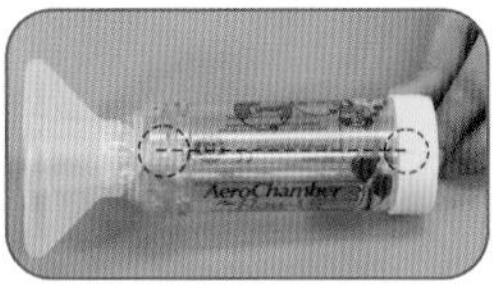

⑲
フローインジケータと本体の切れ込み，接合部のポイントを真上にして合わせます．

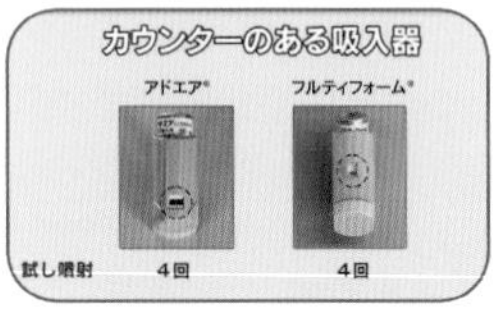

⑳
カウンターのある吸入器は，使用前に4回試し噴射をしてください．

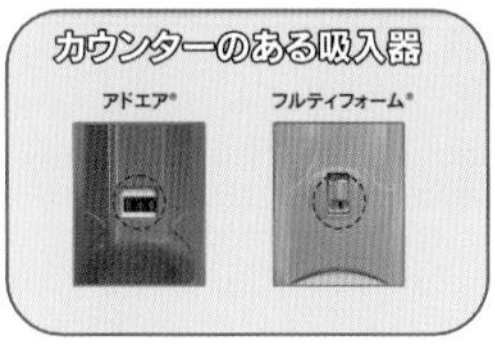

㉑
小窓に残り回数が表示されます．カウンターが“0”になったら，新しい吸入器に替えてください．

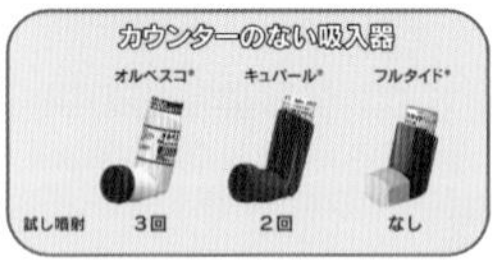

㉒
カウンターがない吸入器は，図の回数に従い，噴射が弱くなったら新しい吸入器に替えます．

●吸入操作ビデオ（日本喘息学会 HP）

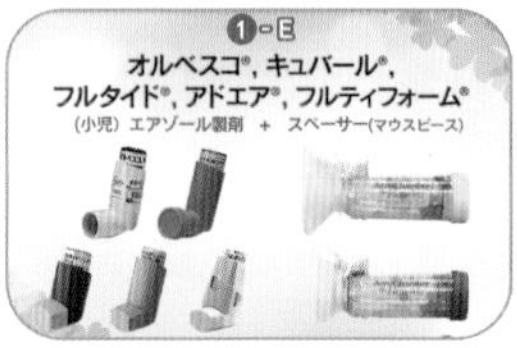

動画はこちらから

①-F 急性増悪時 エアゾール　表面

お名前：　　　　　　　　　　　　　　ID：　　　　　　　　　指導前・指導【　　　】か月後

(1)　急性増悪時は，処方された吸入薬【　　　　　　　　　　　】を
【成人】1 回に 1〜2 吸入，1 日最大 4 回 8 吸入まで.
【小児】1 回に 1 吸入，1 日最大 4 回 4 吸入まで.
※　メプチンキッドエアーは，【小児】1 回に 2 吸入，1 日最大 4 回 8 吸入まで.
(2) 効果不十分の場合は，20 分おきに 1 時間まで吸入を繰り返す.
(3) 以後は 1 時間に 1 回を目安とし，3 時間以内までに症状が消失，または薬剤の効果が 3〜4 時間持続する場合は自宅治療とする.
(4) 主治医より，内服薬【　　　　　　　　　　】の指示があれば内服する.
(5) 上記において症状を繰り返す場合は，主治医の診察を受ける.

〈救急受診が必要な場合〉
・上記で 3 時間以内に改善しない.
・増悪治療薬を 1〜2 時間おきに必要とする.
・症状が悪化していく.

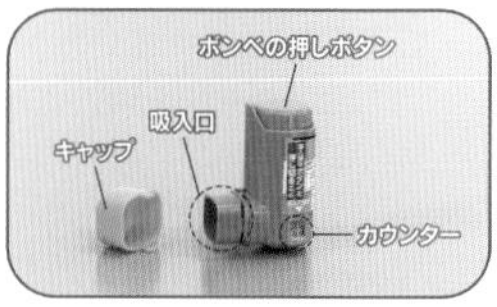

❶
吸入器の名称を示します.

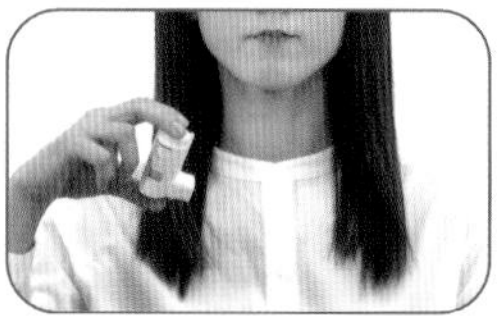

❷ □ (理解したら☑)
吸入器のキャップを開け，薬剤を均一に混ぜるためによく振ってください.

ホー吸入

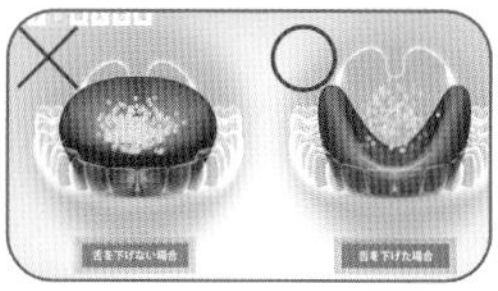

❸
口の中にお薬の通り道を作る方法「ホー吸入」の説明をします.

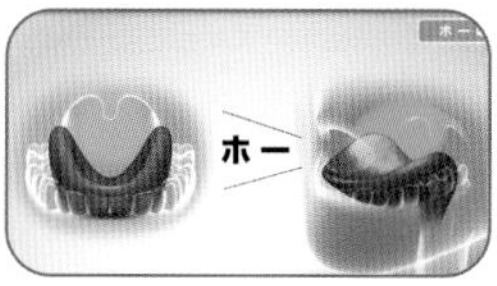

❹ □
「ホー」と歌うように発音しながら舌を下げ，喉の奥を広げます.

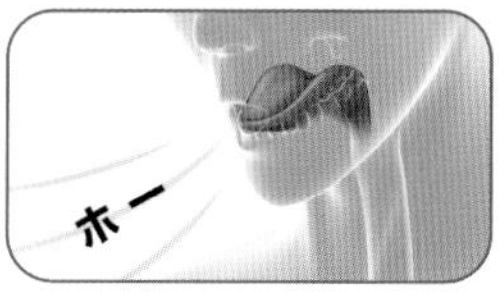

❺ □
「ホー」の発音のまま息を吐き，

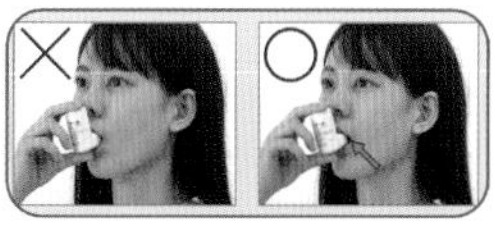

❻ □
吸入口を舌の上に乗せて歯で軽く噛み，口角に空気を通す隙間を作ります.

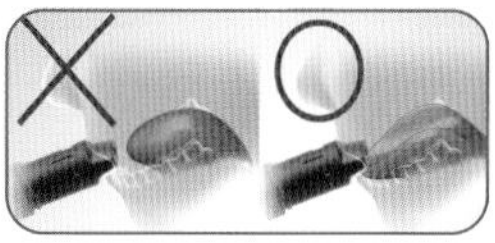

❼ □
吸入口と舌が離れないように注意してください.

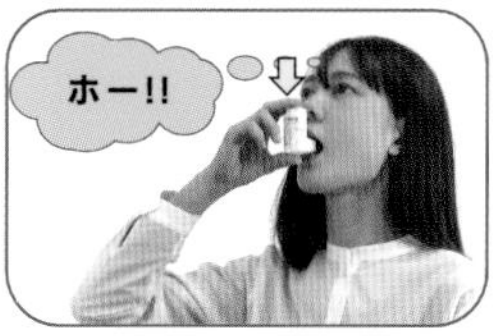

❽ □
ボンベを 1 回押すと同時に，

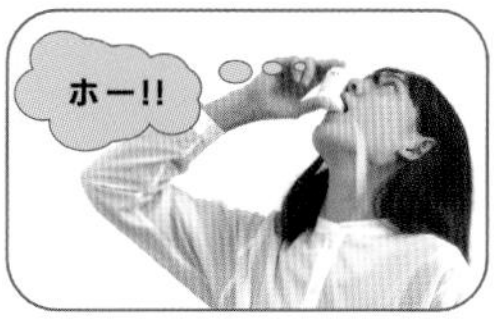

❾ □
頭の中で「ホー」と思いながら，ゆっくり大きく吸ってください.

裏面へつづく➡

①-F 急性増悪時 エアゾール　裏面

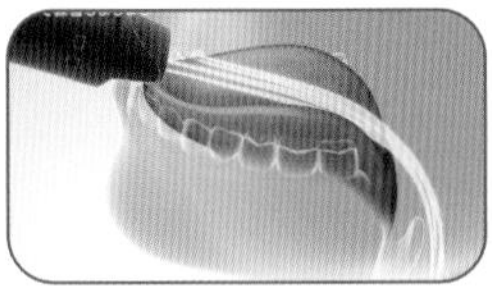

⑩ □
喉の奥に，空気の流れを感じれば成功です．

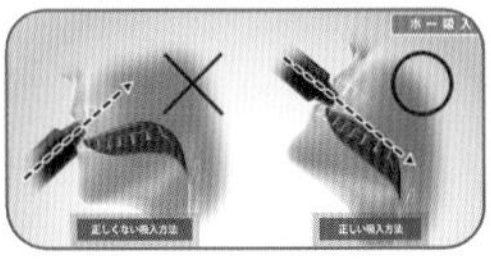

⑪ □
吸うときは下を向かず，アゴと吸入器の後ろを少し上げて，吸入口の先端を喉に向けます．

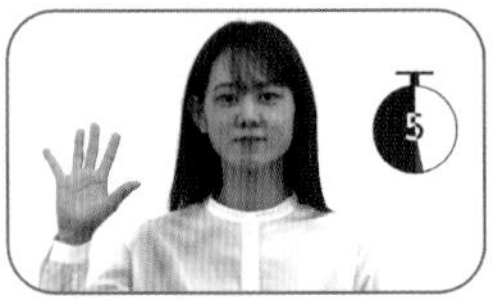

⑫ □
吸入器を口からはずして口を閉じ，苦しくない程度に息を止めます．

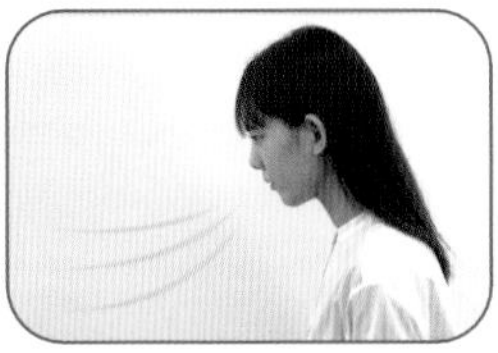

⑬ □
ゆっくり息を吐きます．

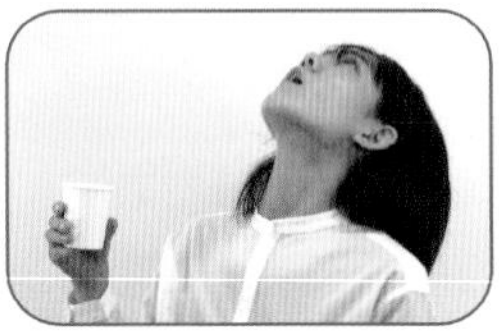

⑭ □
吸入ステロイド薬と同時に吸入した場合は，必ずうがいをしてください．できなければ水を飲んでください．

注意点

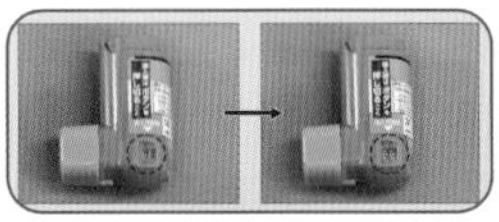

⑮
カウンター付き吸入器は，残り“9回”になったら新しい吸入器を用意し“0”で取り替えてください．

●吸入操作ビデオ（日本喘息学会 HP）

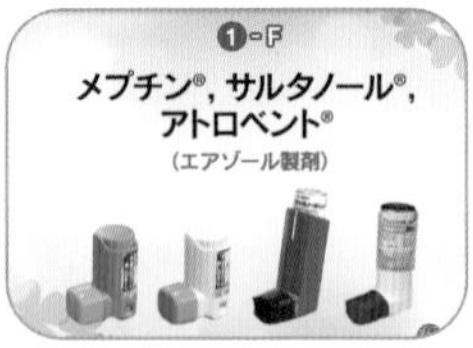

動画はこちらから

② レスピマット　表面

お名前：　　　　　　　　　　　　ID：　　　　　　　指導前・指導【　　　】か月後

吸入器の名前は【　　　　　】です.【1日　1回　2吸入】を定期的に吸入してください.

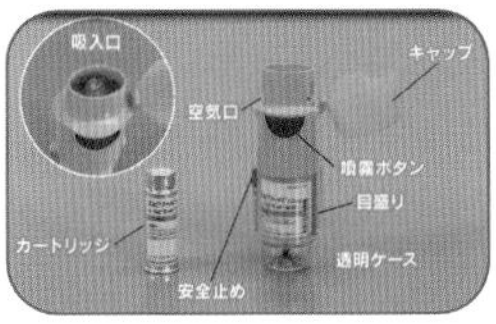

❶
吸入器の名称を示します.

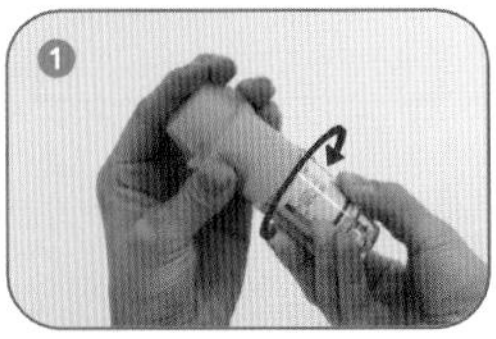

❷ □ (理解したら☑)
キャップを閉じたまま矢印方向に本体下部を「カチッ」と音がするまで180度回転させる.

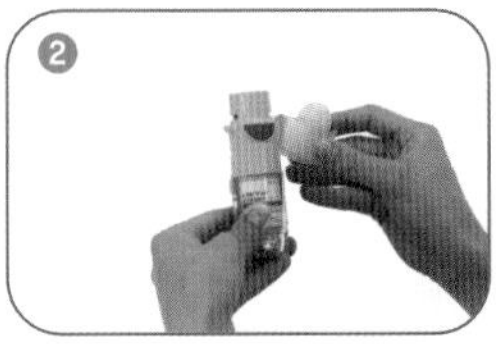

❸ □
キャップを開けます.

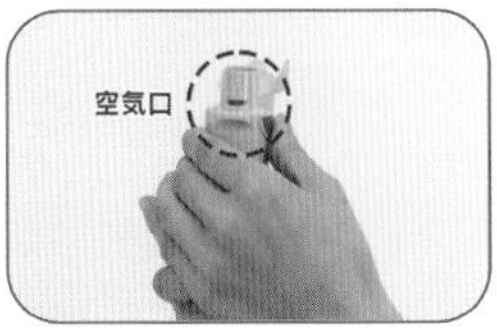

❹ □
黒い噴射ボタンに親指を当て，通気口を指でふさがないように持ちます.

ホー吸入

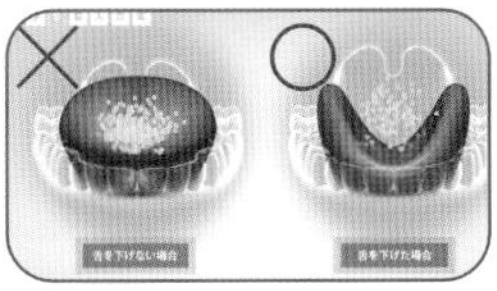

❺
口の中に**お薬の通り道**を作る方法「**ホー吸入**」の説明をします.

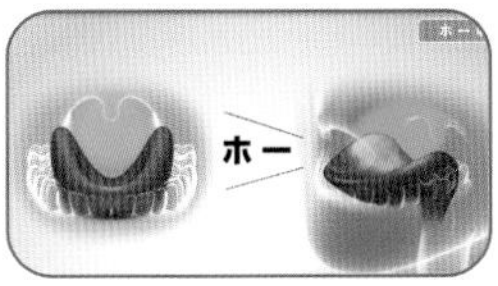

❻ □
「ホー」と歌うように発音しながら舌を下げ，喉の奥を広げます.

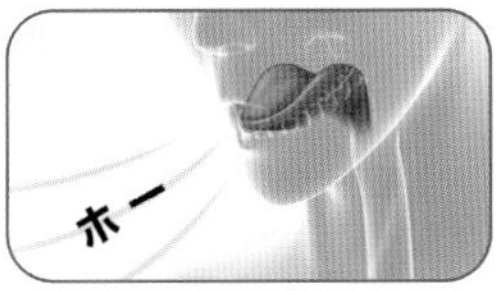

❼ □
「ホー」の発音のまま息を吐き,

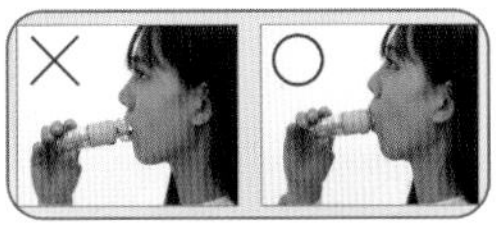

❽ □
吸入口を舌の上に乗せて，口角に隙間がないように吸入口をしっかりくわえます.

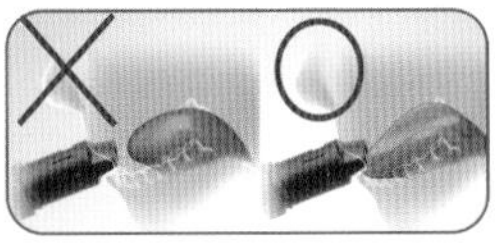

❾ □
吸入口と舌が離れないように注意してください.

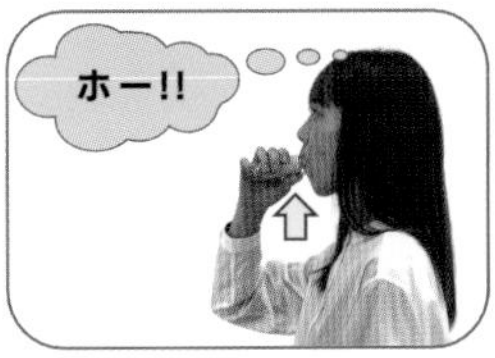

❿ □
黒い噴射ボタンを押すと同時に,

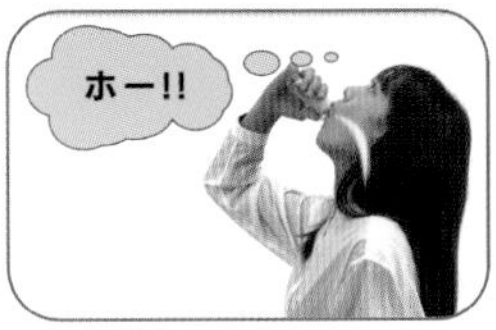

⓫ □
頭の中で「ホー」と思いながら，**ゆっくり大きく**吸ってください.

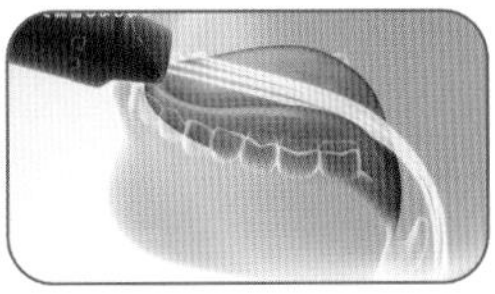

⓬ □
喉の奥に，**空気の流れ**を感じれば成功です.

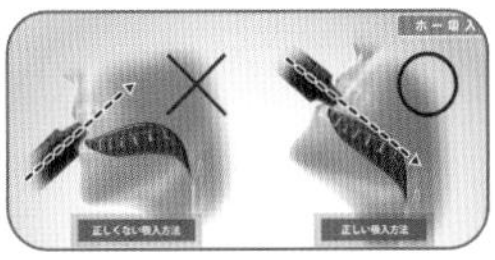

⓭ □
吸うときは下を向かず，アゴと吸入器の後ろを少し上げて，吸入口の先端を喉に向けます.

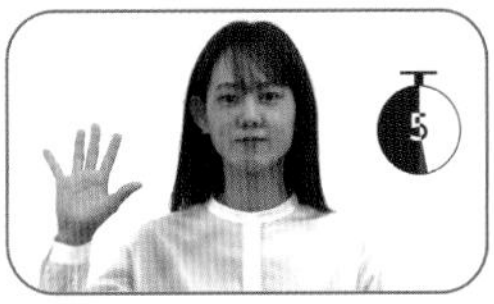

⓮ □
吸入器を口からはずして口を閉じ，なるべく5秒間息を止めます.

裏面へつづく➡

② レスピマット　裏面

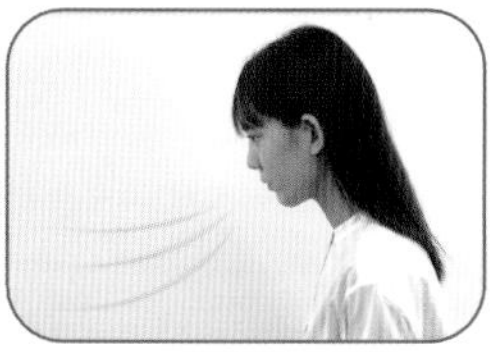

⑮ □
ゆっくり息を吐きます．

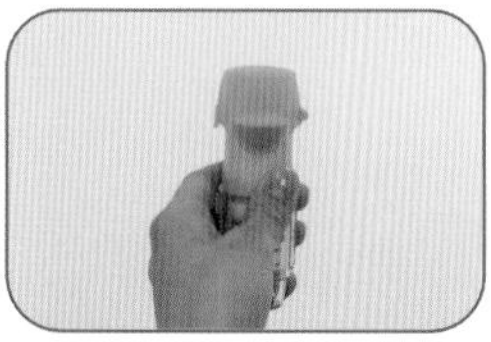

⑯ □
キャップを閉じます．これで1回目の吸入が終了しました．

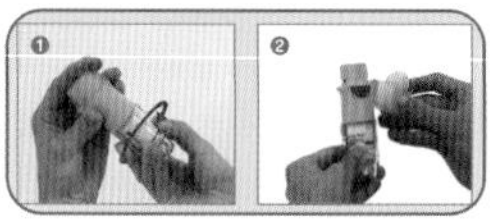

⑰ □
もう1度，「180度回転」，「キャップを開ける」をしてから，2回目の吸入を繰り返してください．

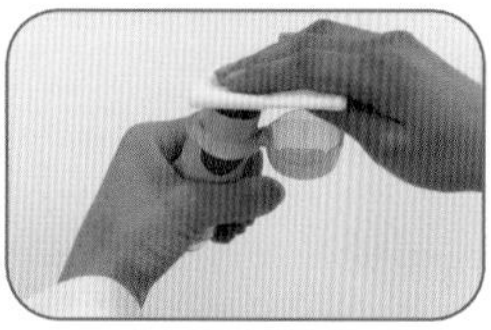

⑱ □
2回目の吸入が終わったら，金属部分と吸入口を拭いて清潔にしてください．

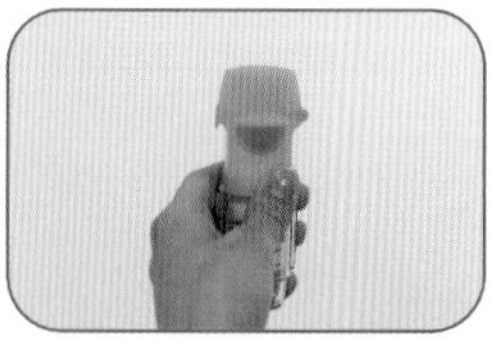

⑲ □
キャップを閉めます．

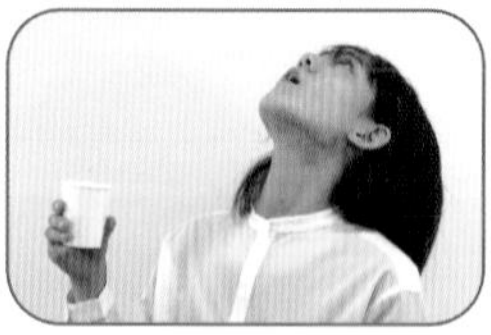

⑳ □
うがいをします．口の中3回，喉の奥まで3回，うがいをしてください．

注意点

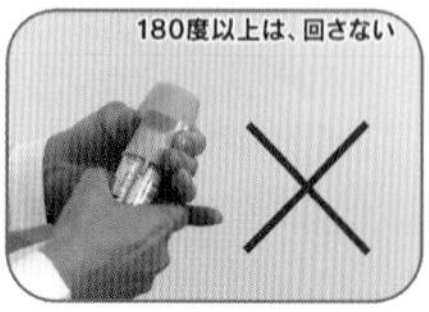

㉑
180度以上は，1度に回さないでください．

注意点

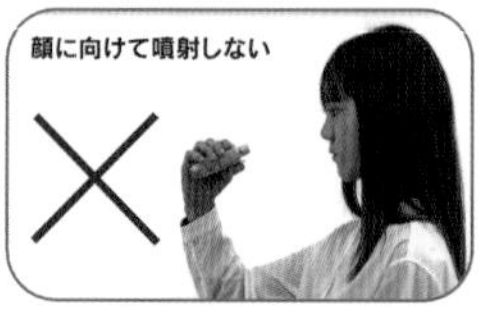

㉒
薬剤が目に入らないように，顔に向けて噴射しないでください．

注意点

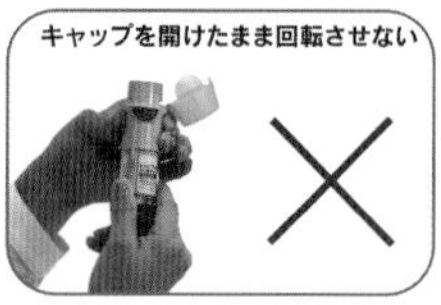

㉓
蓋をあけたまま180度回転させないでください．

注意点

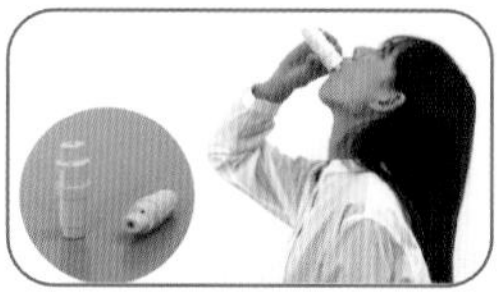

㉔
ゆっくり大きく吸えているか，吸入速度チェックキットで確認することができます．

注意点

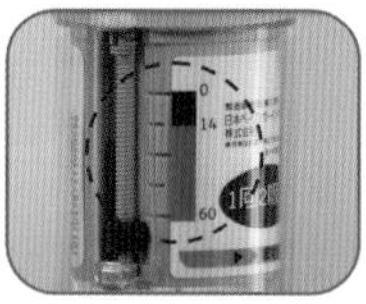

㉕
60噴射分が入っています．

注意点

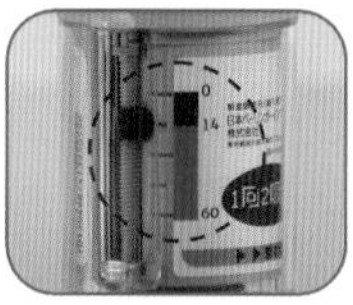

㉖
残り14噴射分になったら，横の小窓が赤い印になります．

注意点

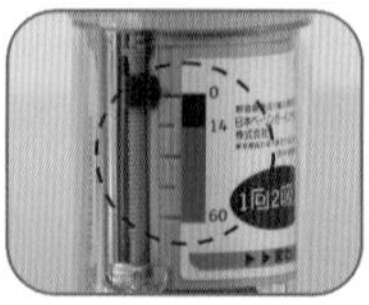

㉗
なくなり次第，ロックがかかり，回転できなくなります．新しい吸入器を準備してください．

注意点

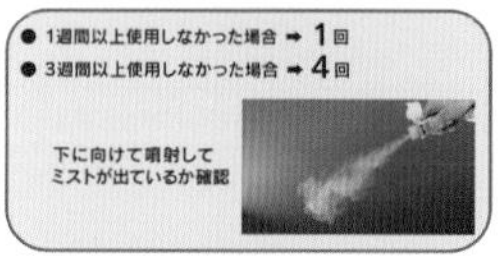

㉘
1週間以上使用しなかった場合は，噴射が必要．3か月以上経過したものは使えません．

注意点

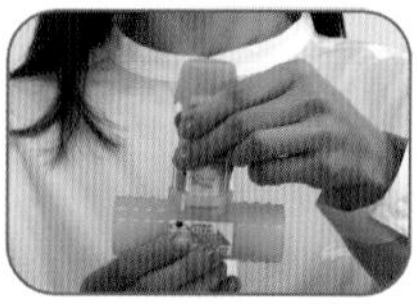

㉙
回転させる力が弱い方は，「回転くん」という補助器具がありますのでご相談ください．

●吸入操作ビデオ（日本喘息学会 HP）

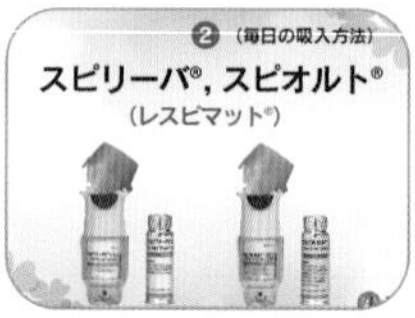

動画はこちらから

④ ディスカス　表面

お名前：　　　　　　　　　　　ID：　　　　　　　　指導前・指導【　　　】か月後

吸入器の名前は【　　　　　　】です.【アサ　回，ヨル　回】を定期的に吸入してください.

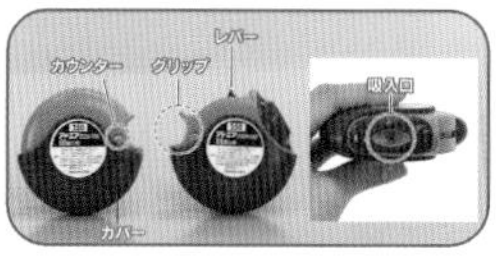

❶
吸入器の名称を示します.

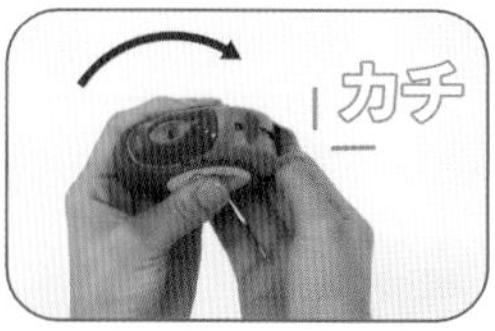

❷ □ (理解したら☑)
片手の親指をグリップに当て「カチッ」と音がするまでカバーをスライドさせます.

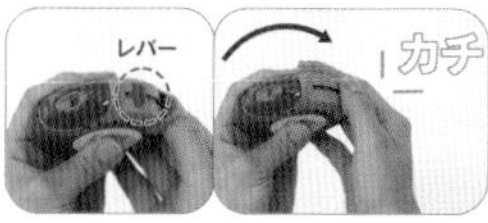

❸ □
レバーをグリップの方向に「カチッ」と音がするまで押しつけます.

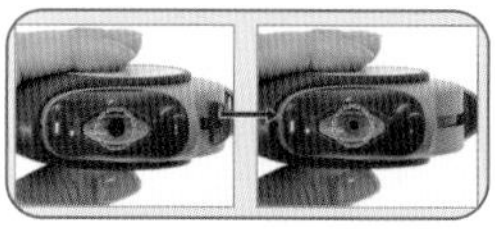

❹ □
吸入口の穴が開いたか確認してください.

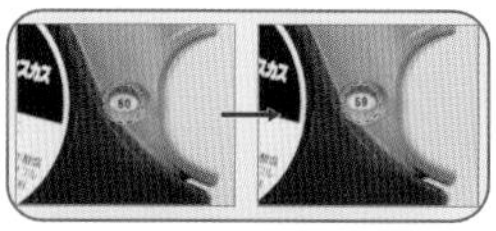

❺ □
小窓に表示される残り回数が，1回ずつ減ることを確認してください.

ホー吸入

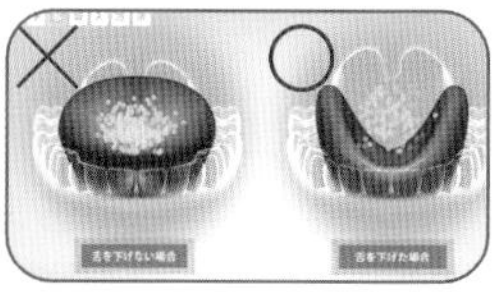

❻
口の中に**お薬の通り道**を作る方法「ホー吸入」の説明をします.

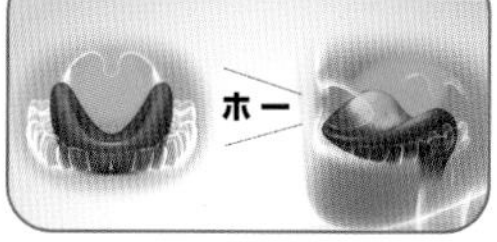

❼ □
「ホー」と歌うように発音しながら舌を下げ，喉の奥を広げます.

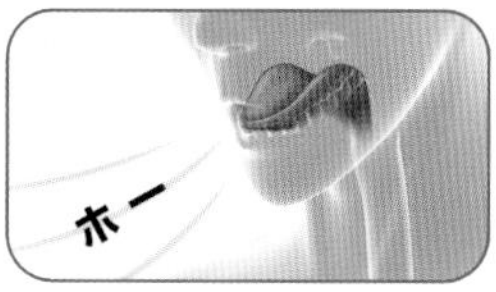

❽ □
「ホー」の発音のまま息を吐き，

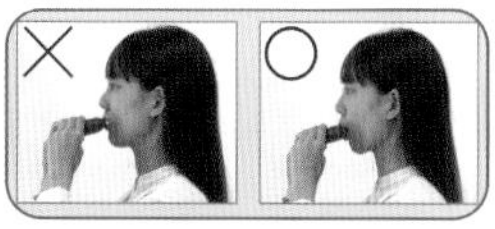

❾ □
吸入口を舌の上に乗せて，口角に隙間がないように吸入口をしっかりくわえます.

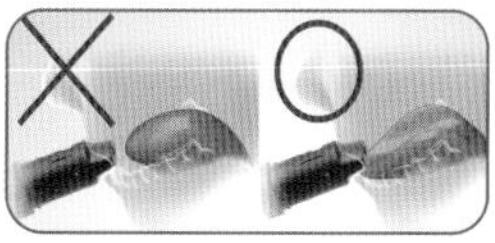

❿ □
吸入口と舌が離れないように注意してください.

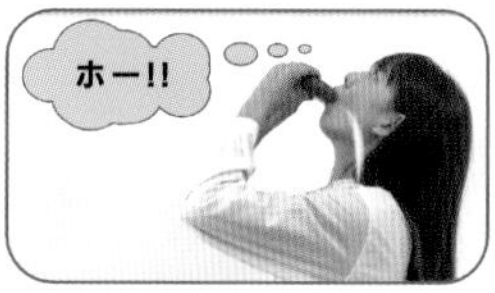

⓫ □
頭の中で「ホー」と思いながら，<u>**勢いよく大きく**</u>吸ってください.

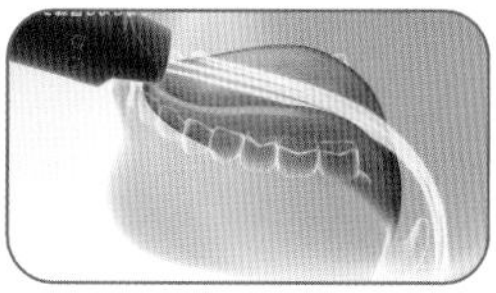

⓬ □
喉の奥に，**空気の流れ**を感じれば成功です.

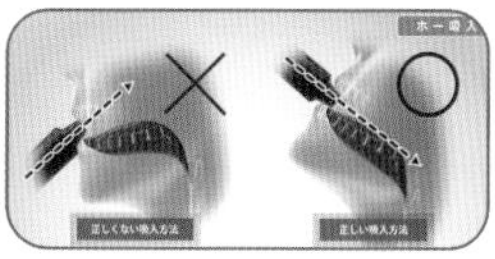

⓭ □
吸うときは下を向かず，アゴと吸入器の後ろを少し上げて，吸入口の先端を喉に向けます.

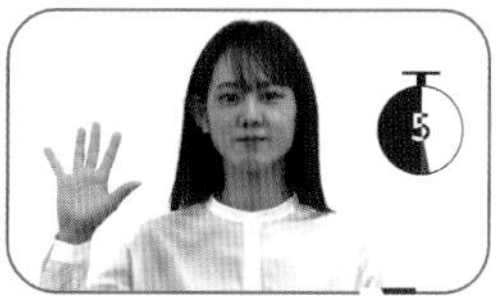

⓮ □
吸入器を口からはずして口を閉じ，なるべく5秒間息を止めます.

裏面へつづく➡

④ ディスカス　裏面

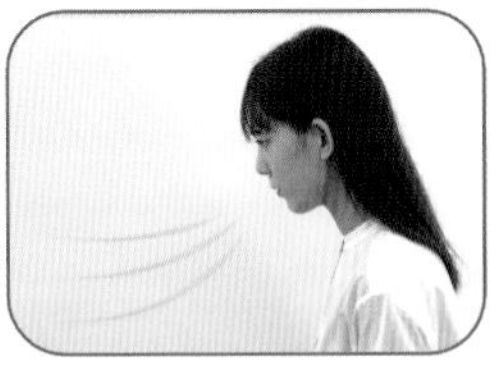

⑮ □
ゆっくり息を吐きます．

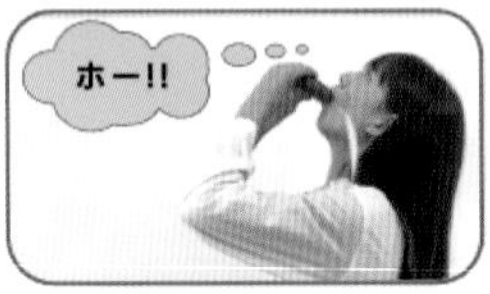

⑯ □
うまく吸入できなかった場合は，カバーを閉じないで，そのまま1～2回大きく吸ってください．

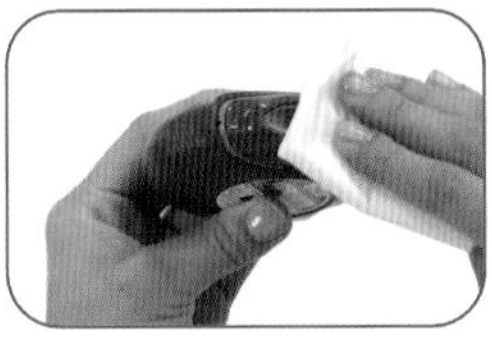

⑰ □
吸入口を拭いて清潔にしてください．

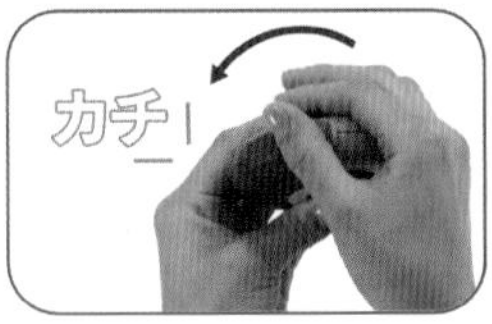

⑱ □
カチッと音がするまで確実にカバーを閉めてください．

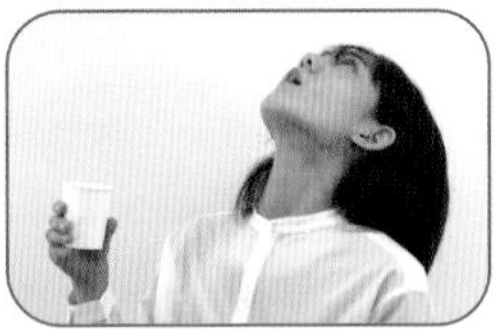

⑲ □
うがいをします．口の中3回，喉の奥まで3回，うがいをしてください．

注意点

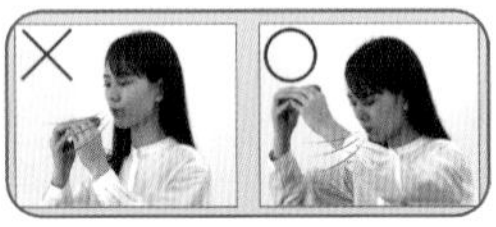

⑳
息を吐くときは，吸入口に息がかからないように注意してください．

注意点

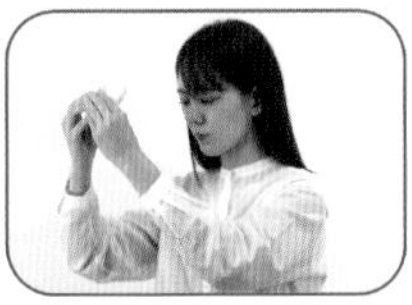

㉑
勢いよく吸えない場合は，トレーナーの笛の音が鳴るか確認してもらってください．

注意点

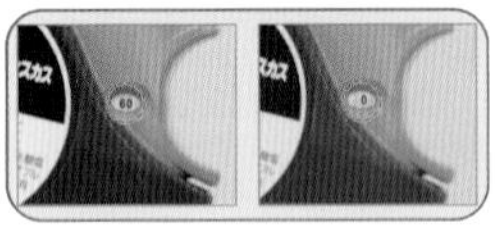

㉒
カウンターの残りの回数がゼロになったら新しい吸入器に替えてください．

●吸入操作ビデオ（日本喘息学会 HP）

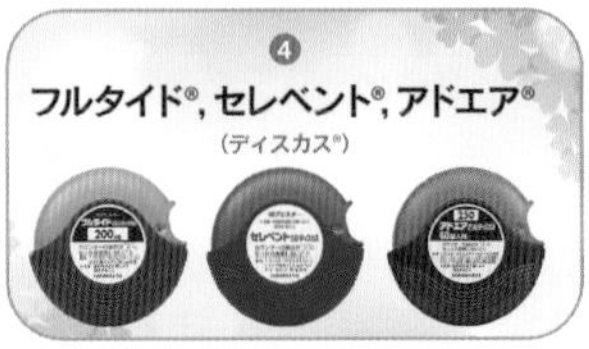

動画はこちらから

⑤ エリプタ　表面

お名前：　　　　　　　　　　　ID：　　　　　　　　指導前・指導【　　　】か月後

吸入器の名前は【　　　　　　】です.【アサ　回，ヨル　回】を定期的に吸入してください.

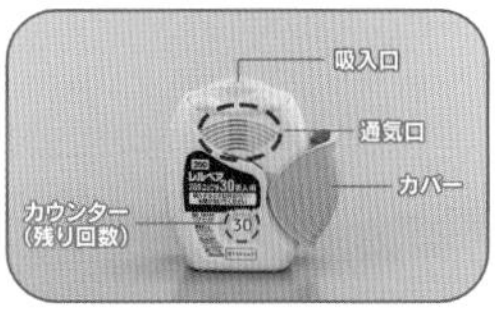

❶
吸入器の名称を示します.

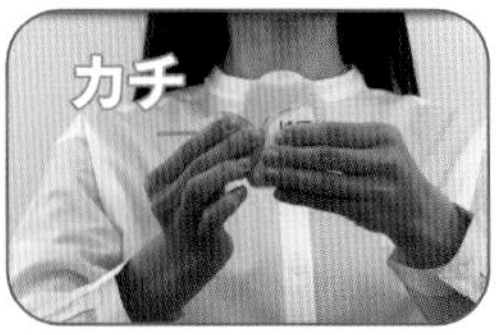

❷ □ (理解したら☑)
片手でカバーを「カチッ」と音がするまでスライドさせて開けます.

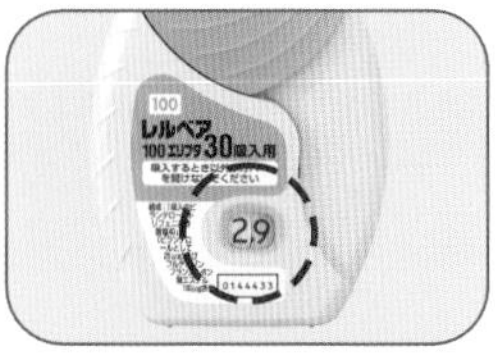

❸ □
小窓に残りの回数が表示され，1回ずつ数字が減っていきます.

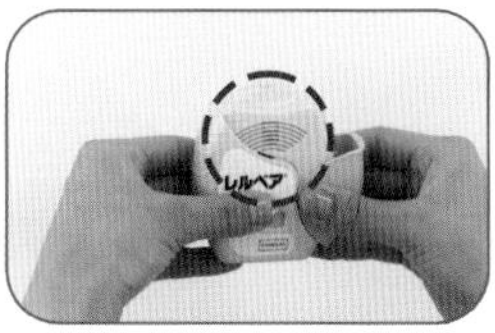

❹ □
空気口をふさがないように両手で持ちます.

ホー吸入

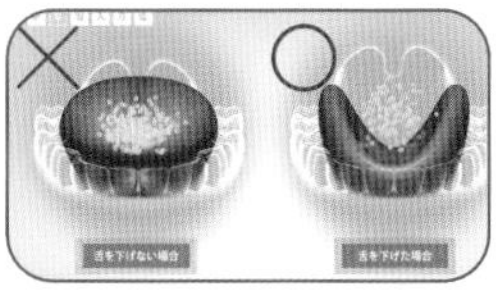

❺
口の中にお薬の通り道を作る方法「ホー吸入」の説明をします.

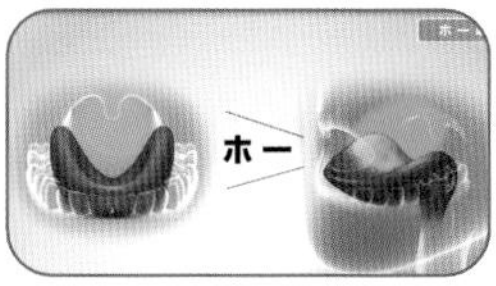

❻ □
「ホー」と歌うように発音しながら舌を下げ，喉の奥を広げます.

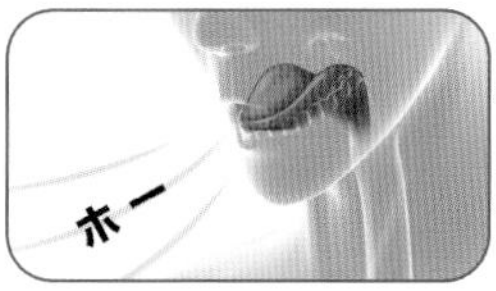

❼ □
「ホー」の発音のまま息を吐き，

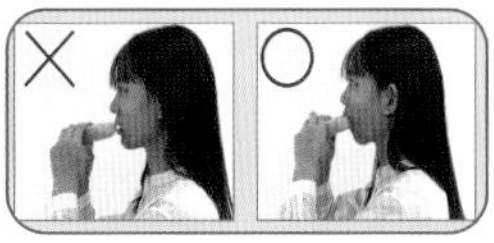

❽ □
吸入口を舌の上に乗せて，口角に隙間がないように吸入口をしっかりくわえます.

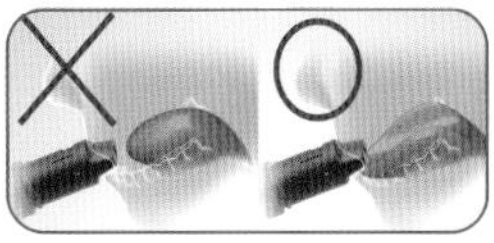

❾ □
吸入口と舌が離れないように注意してください.

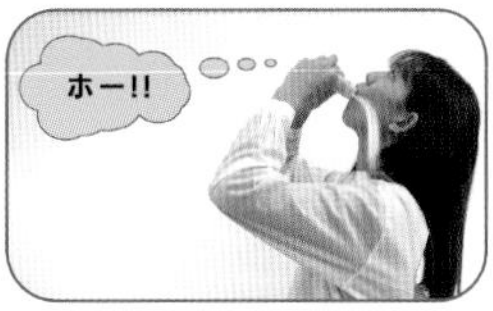

❿ □
頭の中で「ホー」と思いながら，勢いよく大きく吸ってください.

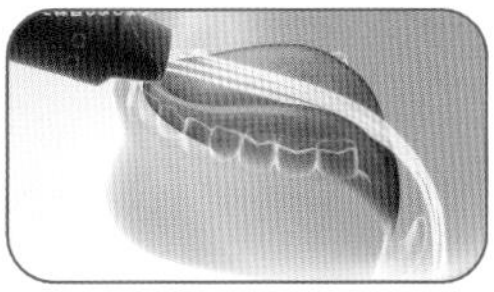

⓫ □
喉の奥に，空気の流れを感じれば成功です.

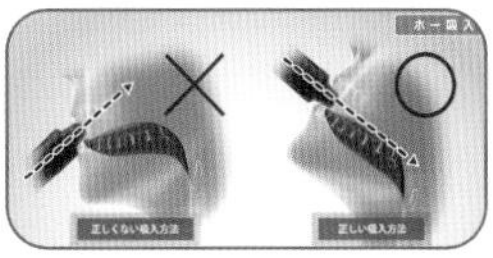

⓬ □
吸うときは下を向かず，アゴと吸入器の後ろを少し上げて，吸入口の先端を喉に向けます.

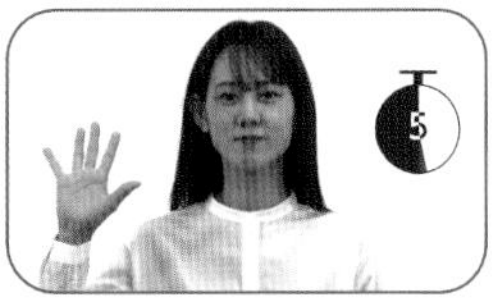

⓭ □
吸入器を口からはずして口を閉じ，なるべく5秒間息を止めます.

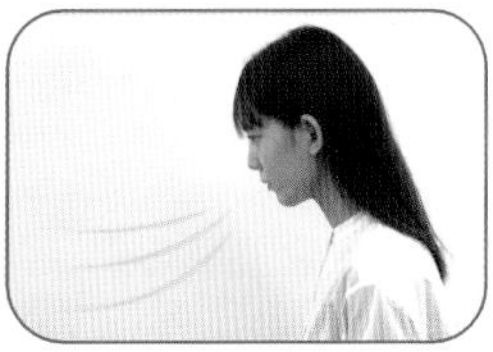

⓮ □
ゆっくり息を吐きます.

裏面へつづく➡

⑤ エリプタ　裏面

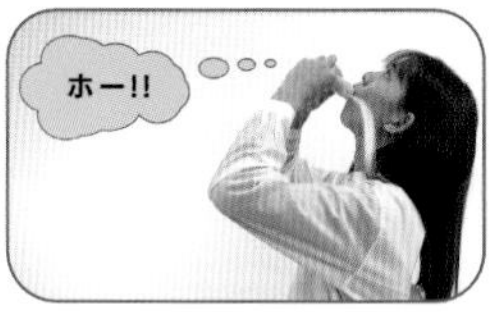

⑮ □
うまく吸入できなかった場合は，カバーを閉じないで，そのまま1～2回大きく吸ってください．

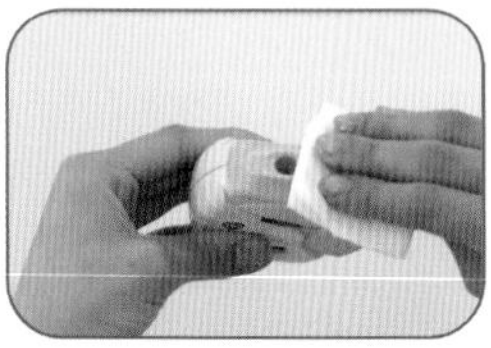

⑯ □
吸入口を拭いて清潔にしてから，

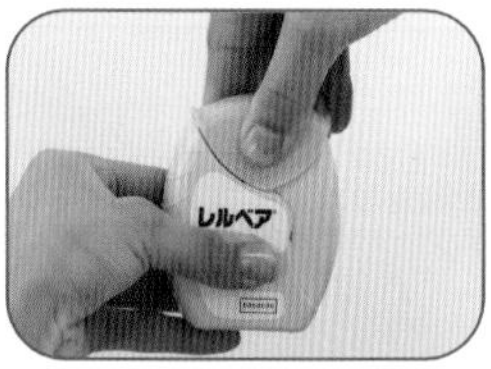

⑰ □
カバーを閉めてください．

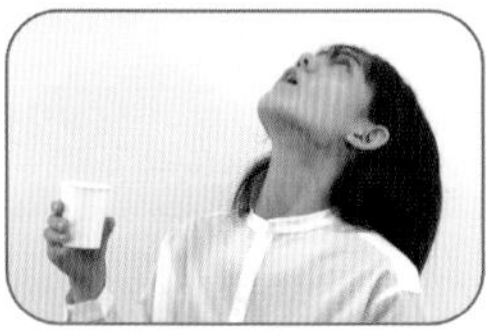

⑱ □
うがいをします．口の中3回，喉の奥まで3回，うがいをしてください．

注意点

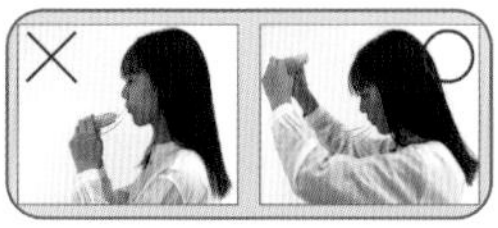

⑲
息を吐くときは，吸入口に息がかからないように注意してください．

注意点

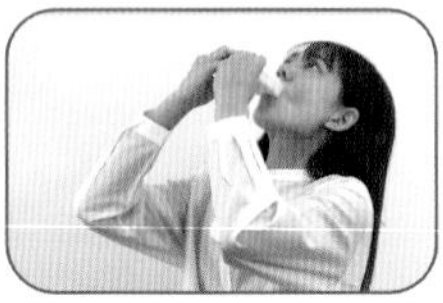

⑳
勢いよく吸えない場合は，トレーナーの笛の音が鳴るか確認してもらってください．

注意点

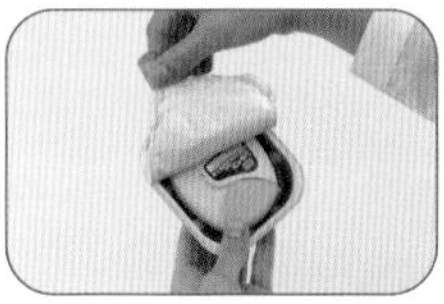

㉑
包装トレイを開封後は，6週間以内に使用してください．

●吸入操作ビデオ（日本喘息学会 HP）

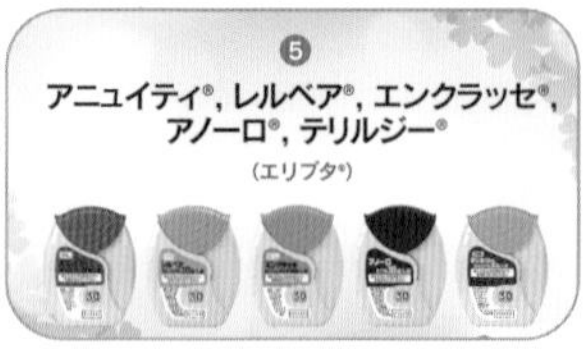

動画はこちらから

⑥-A タービュヘイラー　表面

お名前：　　　　　　　　　　　　ID：　　　　　　　　　指導前・指導【　　　】か月後

吸入器の名前は【　　　　　　】です．【アサ　回，ヨル　回】を定期的に吸入してください．

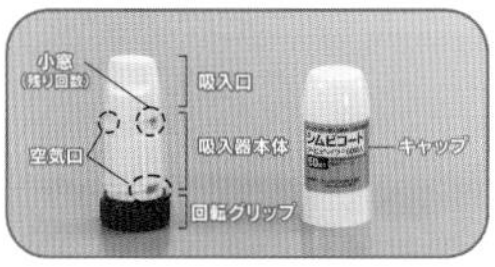

❶
吸入器の名称を示します．

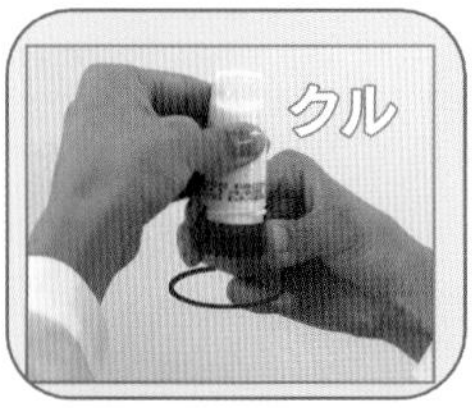

❷ □ (理解したら☑)
垂直に立てて，回転グリップを持ち，右に「クルッ」と止まるまで回します．

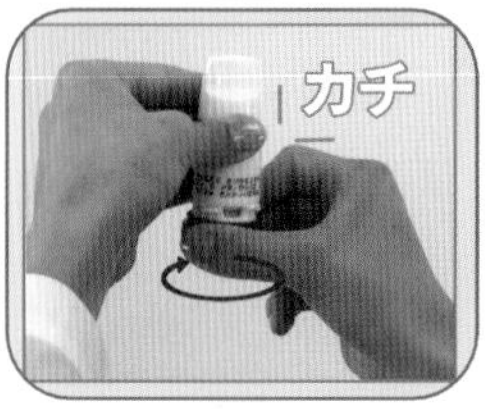

❸ □
回転グリップを左へ戻して「カチッ」という音を確認したら，吸入準備が完了です．

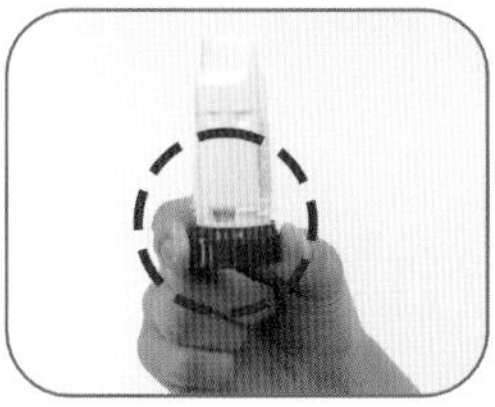

❹ □
空気口をふさがないように，回転グリップを持ちます．

ホー吸入

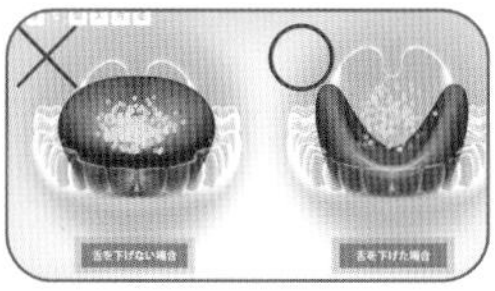

❺
口の中にお薬の通り道を作る方法「ホー吸入」の説明をします．

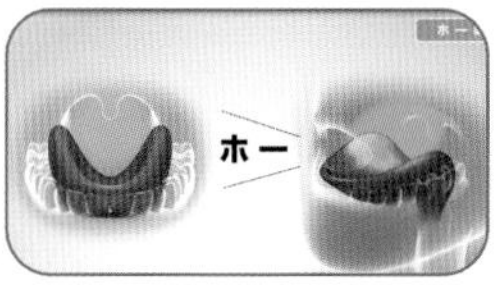

❻ □
「ホー」と歌うように発音しながら舌を下げ，喉の奥を広げます．

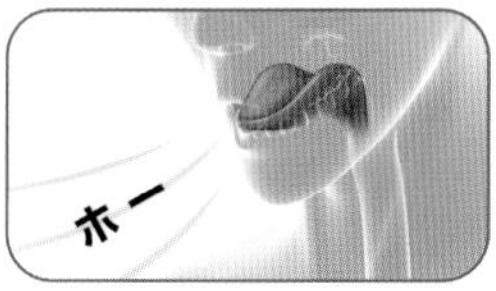

❼ □
「ホー」の発音のまま息を吐き，

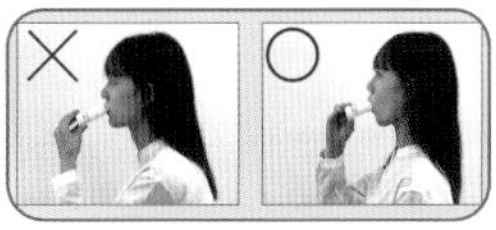

❽ □
吸入口を舌の上に乗せて，口角に隙間がないように吸入口をしっかりくわえます．

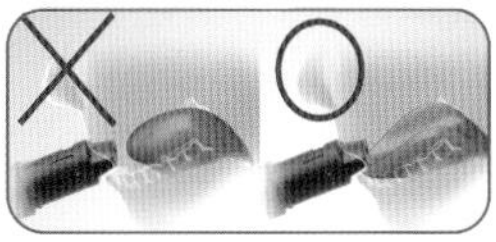

❾ □
吸入口と舌が離れないように注意してください．

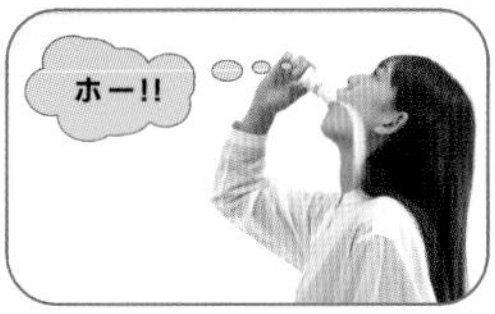

❿ □
頭の中で「ホー」と思いながら，勢いよく大きく吸ってください．

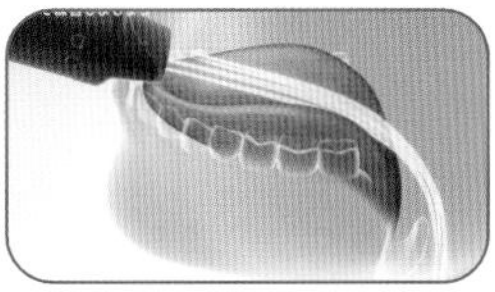

⓫ □
喉の奥に，空気の流れを感じれば成功です．

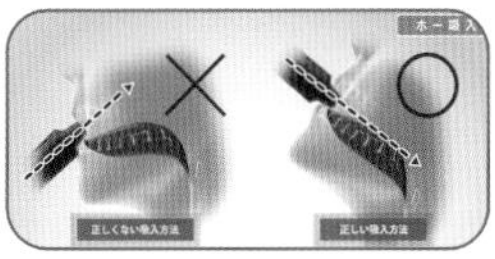

⓬ □
吸うときは下を向かず，アゴと吸入器の後ろを少し上げて，吸入口の先端を喉に向けます．

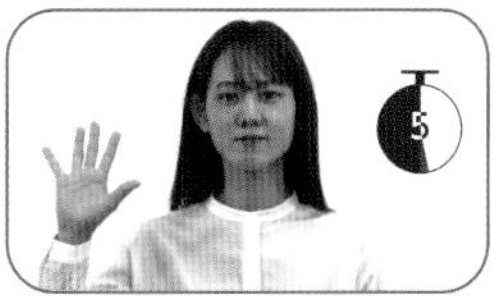

⓭ □
吸入器を口からはずして口を閉じなるべく5秒間息を止めます．

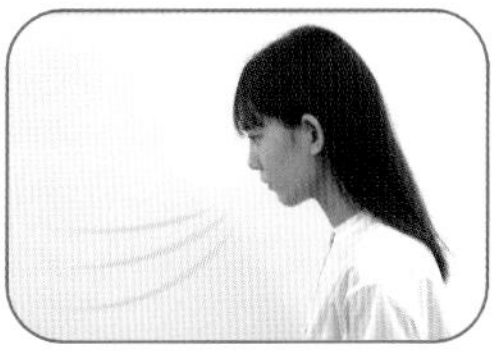

⓮ □
ゆっくり息を吐きます．

裏面へつづく➡

⑥-A タービュヘイラー　裏面

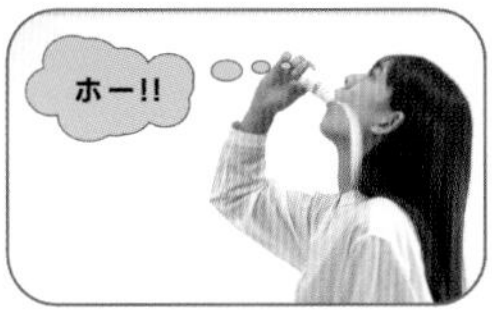

⑮ □
うまく吸入できなかった場合は，回転させずに，そのまま1〜2回大きく吸ってください．

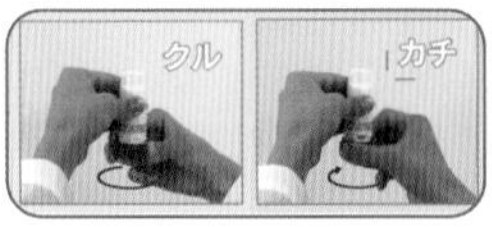

⑯ □
2回目の指示がある場合は，もう1度「クルッ」「カチッ」をしてから吸入を繰り返してください．

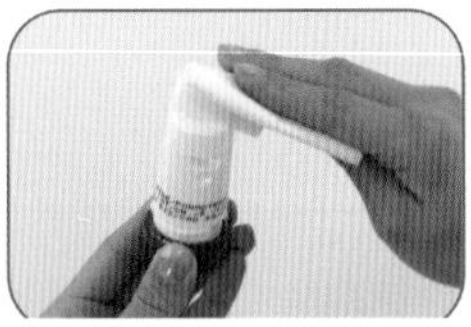

⑰ □
吸入口を拭いて清潔にしてから，キャップを閉めてください．

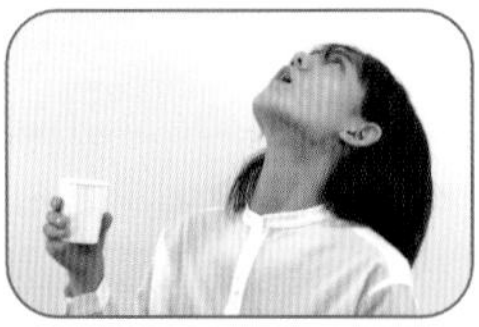

⑱ □
うがいをします．口の中3回，喉の奥まで3回，うがいをしてください．

シムビコート®の追加吸入
(SMART療法)

定期吸入		追加吸入（症状増悪時）
アサ	ヨル	
1吸入	1吸入	6吸入/日まで可能
2吸入	2吸入	4吸入/日まで可能
3吸入	3吸入	−
4吸入	4吸入	−

⑲
主治医から指示があった場合は，追加吸入が可能です．主治医の指示に従ってください．

注意点

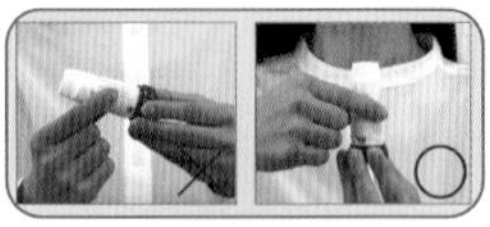

⑳
吸うとき以外は，垂直に立てて持ち操作してください．

注意点

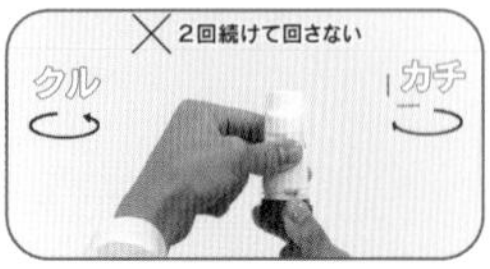

㉑
1度に2回続けて「クルッ」「カチッ」をしないでください．

注意点

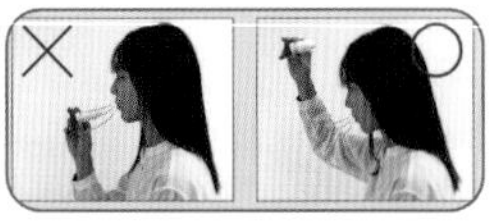

㉒
息を吐くときは，吸入口に息がかからないように注意してください．

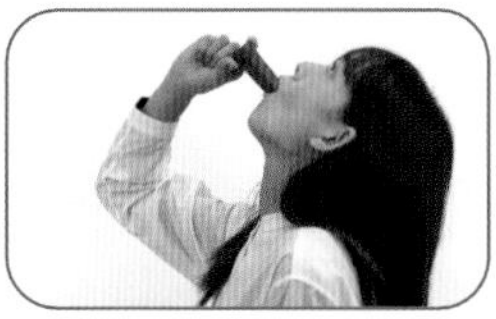

㉓
勢いよく吸えない場合は，トレーナーで笛の音が鳴るか確認してもらってください．

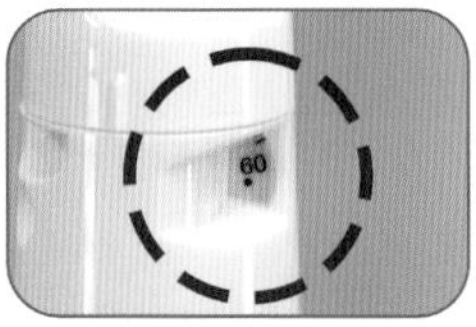

㉔
小窓に残りの使用回数が表示されます．60，40，20，0の4段階しか数字が出ません．

注意点

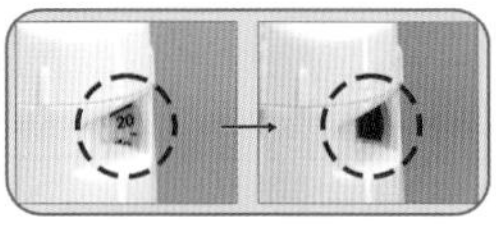

㉕
残り20回を切ると，小窓が赤くなります．「0」が中央に来たら新しい吸入器に取り換えます．

注意点

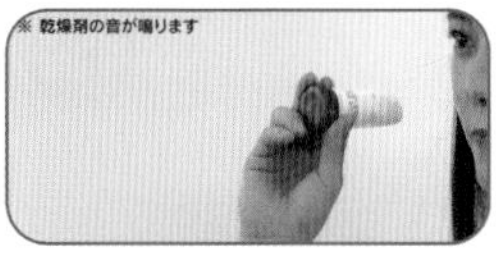

㉖
吸入器を振るとカサカサ音がします．これは残薬ではなく，乾燥剤の音です．

注意点

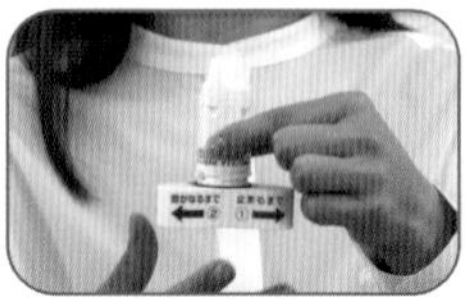

㉗
回すのが困難な場合は，グリップサポーターがあるので薬剤師さんに相談してください．

注意点

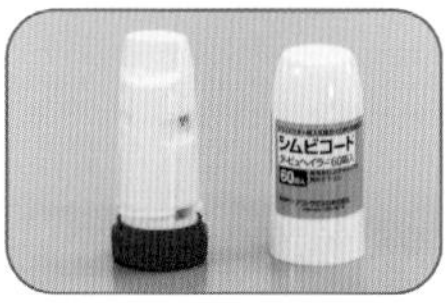

㉘
3か月以上経過したものは使えないので，新しい吸入器を使用してください．

●吸入操作ビデオ（日本喘息学会 HP）

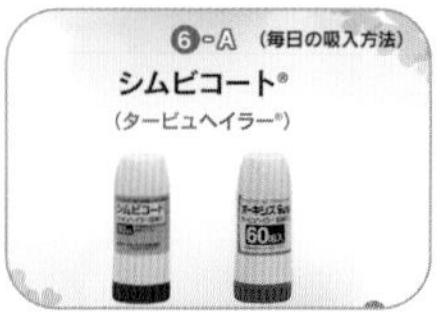

動画はこちらから

⑥-B タービュヘイラー　表面

お名前：　　　　　　　　　　　ID：　　　　　　　　指導前・指導【　　　】か月後

吸入器の名前は【パルミコート】です.【アサ　回，ヨル　回】を定期的に吸入してください.

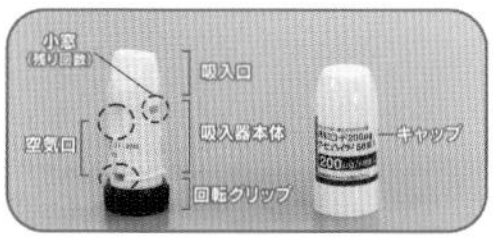

❶ □
吸入器の名称を示します.

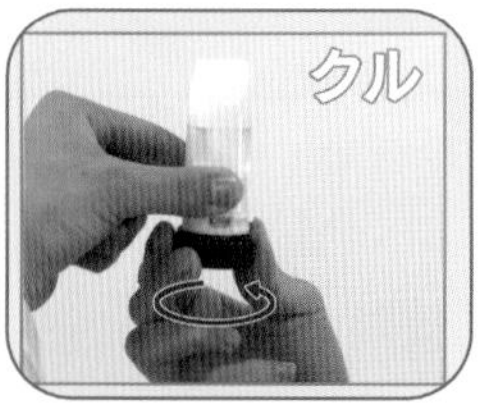

❷ □
垂直に立てて茶色の回転グリップを持ち，右へ「クルッ」と止まるまで回します.

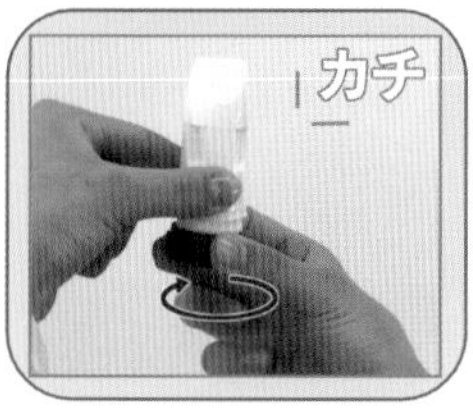

❸ □
茶色の回転グリップを左へ戻して，「カチッ」という音を確認したら，吸入準備が完了です.

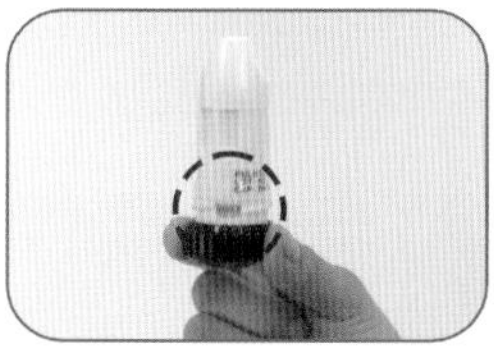

❹ □
空気口をふさがないように，茶色の回転グリップを持ちます.

ホー吸入

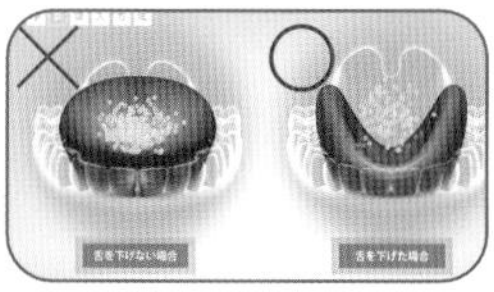

❺
口の中に**お薬の通り道**を作る方法「ホー吸入」の説明をします.

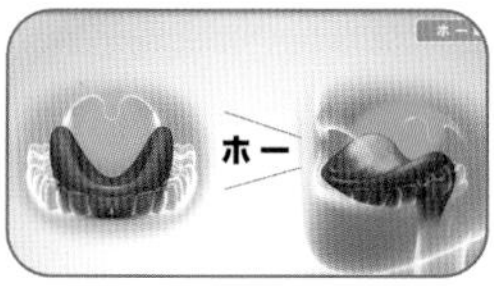

❻ □
「ホー」と歌うように発音しながら舌を下げ，喉の奥を広げます.

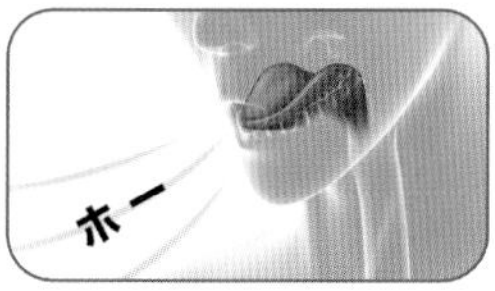

❼ □
「ホー」の発音のまま息を吐き，

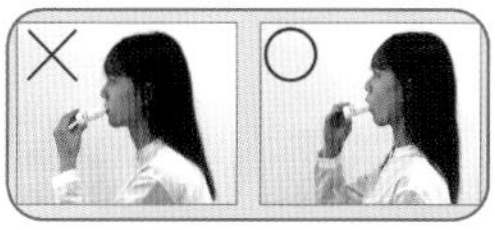

❽ □
吸入口を舌の上に乗せて，口角に隙間がないように吸入口をしっかりくわえます.

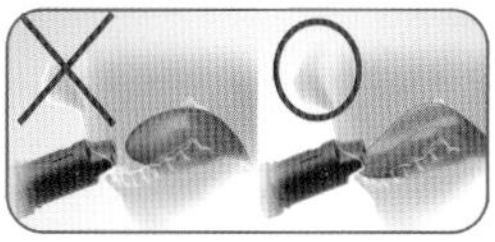

❾ □
吸入口と舌が離れないように注意してください.

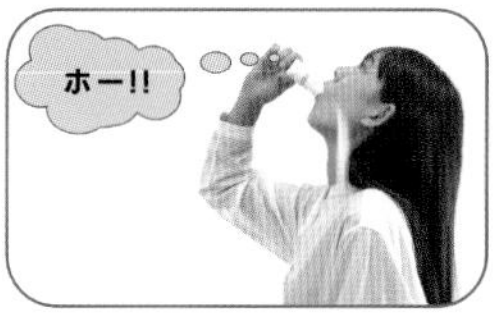

❿ □
頭の中で「ホー」と思いながら，**勢いよく大きく**吸ってください.

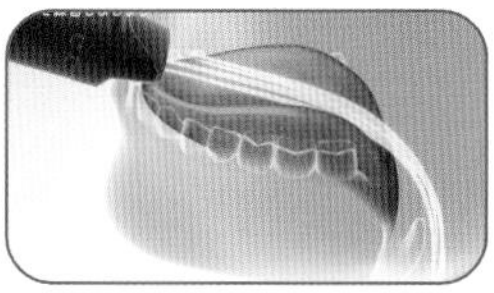

⓫ □
喉の奥に，**空気の流れ**を感じれば成功です.

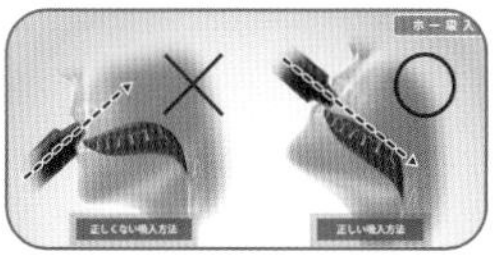

⓬ □
吸うときは下を向かず，アゴと吸入器の後ろを少し上げて，吸入口の先端を喉に向けます.

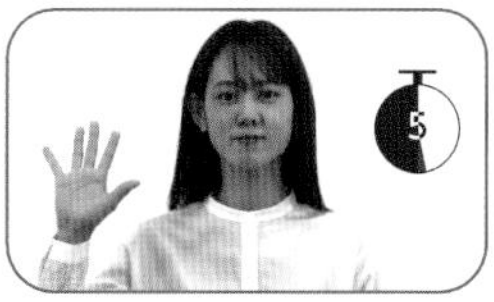

⓭ □
吸入器を口からはずして口を閉じ，なるべく5秒間息を止めます.

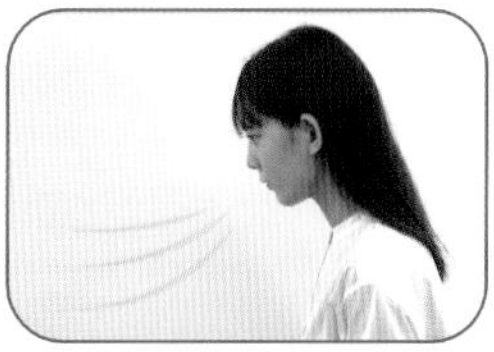

⓮ □
ゆっくり息を吐きます.

裏面へつづく➡

⑥-B タービュヘイラー　裏面

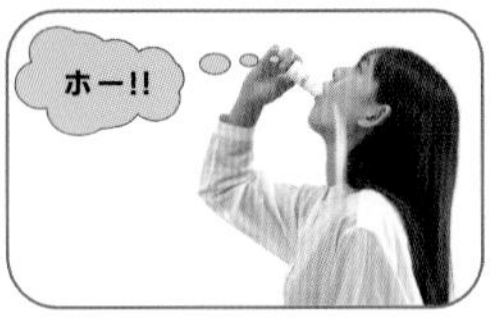

⑮ □
うまく吸入できなかった場合は，回転させずに，そのまま1〜2回大きく吸ってください．

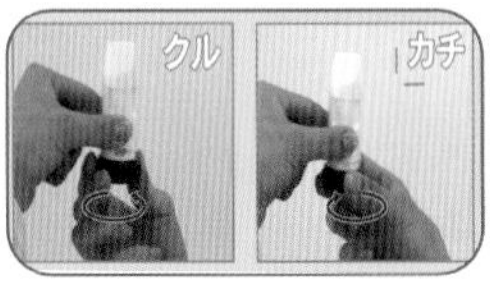

⑯ □
2回目の指示がある場合は，もう1度「クルッ」「カチッ」をしてから吸入を繰り返してください．

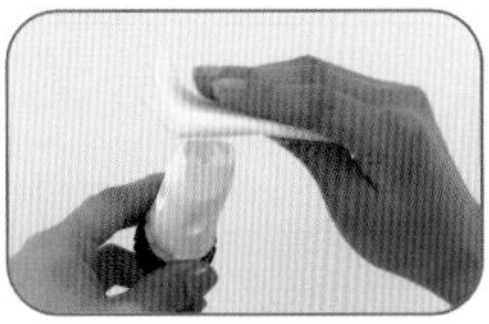

⑰ □
吸入口を拭いて清潔にしてから，キャップを閉めてください．

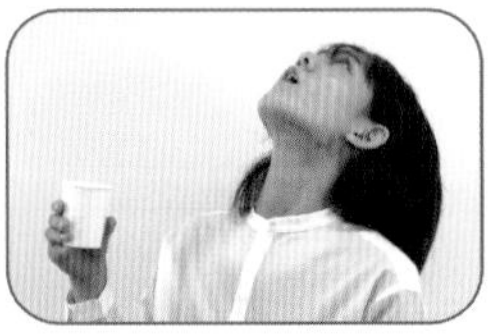

⑱ □
うがいをします．口の中3回，喉の奥まで3回，うがいをしてください．

注意点

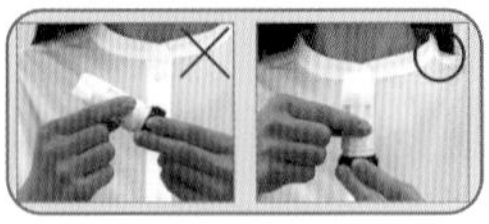

⑲
吸うとき以外は，垂直に立てて持ち，操作してください．

注意点

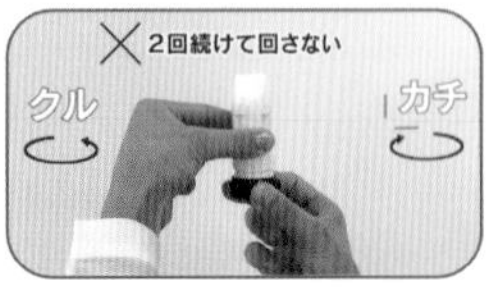

⑳
1度に2回続けて「クルッ」「カチッ」をしないでください．

注意点

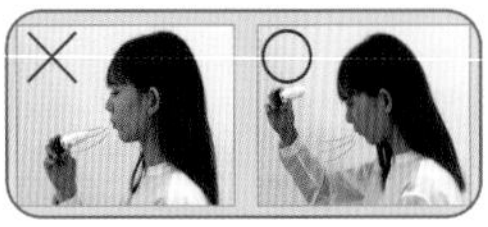

㉑
息を吐くときは，吸入口に息がかからないように注意してください．

注意点

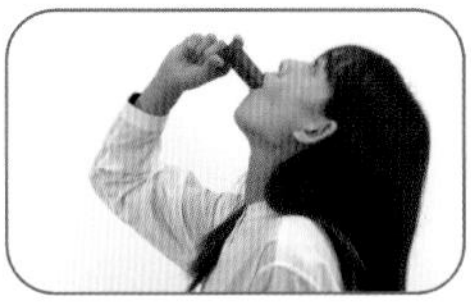

㉒
勢いよく吸えない場合は，トレーナーで笛の音が鳴るか確認してもらってください．

注意点

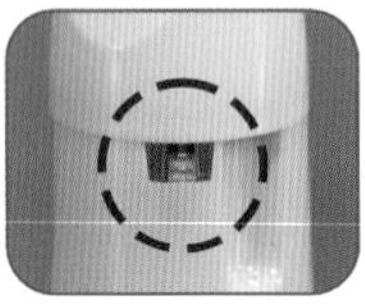

㉓
残りが20回分になると，小窓の上から赤い印が下りてきます．

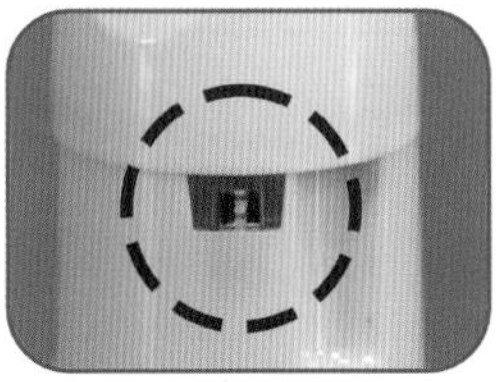

㉔
小窓の下まで赤くなったら，新しい吸入器に取り換えてください．

注意点

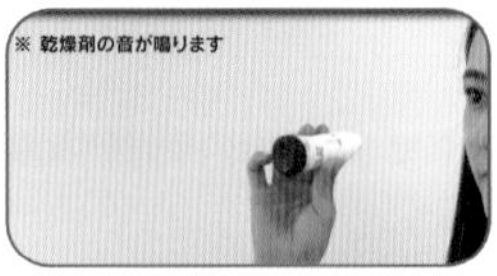

㉕
吸入器を振るとカサカサ音がします．これは残薬ではなく，乾燥剤の音です．

注意点

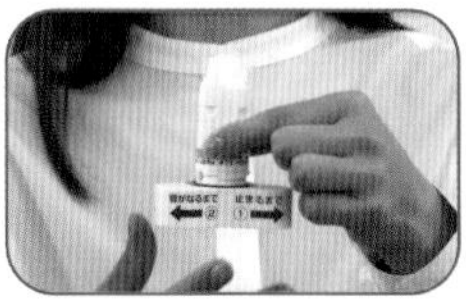

㉖
回すのが困難な場合は，グリップサポーターがあるので薬剤師さんに相談してください．

注意点

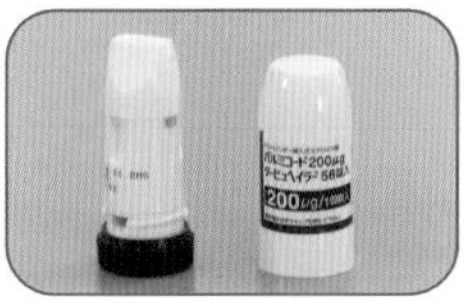

㉗
3か月以上経過したものは使えないので，新しい吸入器を使用してください．

●吸入操作ビデオ（日本喘息学会HP）

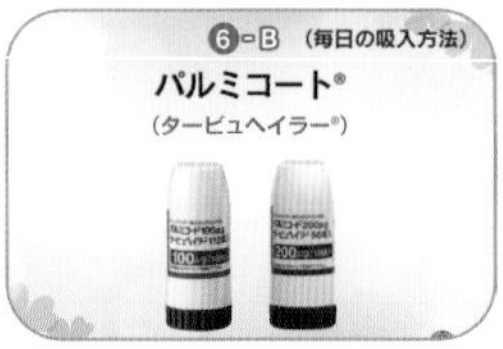

動画はこちらから

⑦ ブリーズヘラー　表面

お名前：　ID：　指導前・指導【　】か月後

吸入器の名前は【　】です．【1日　1回　1吸入】を定期的に吸入してください．

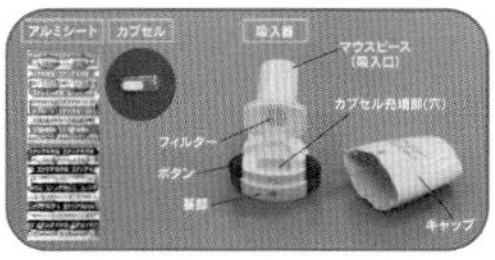

❶
吸入器の名称を示します．

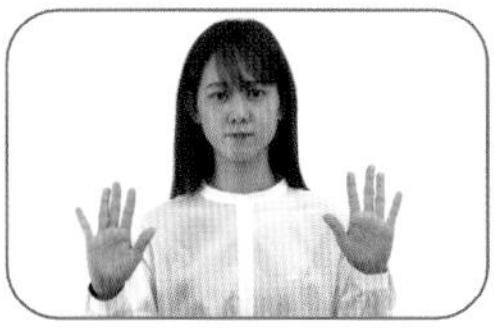

❷ □ （理解したら☑）
手を洗い，十分に乾かしてから操作してください．

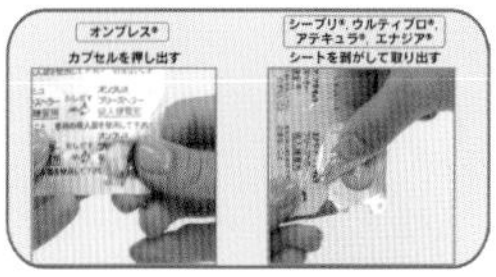

❸ □
アルミシートから薬を1つ取り出します．

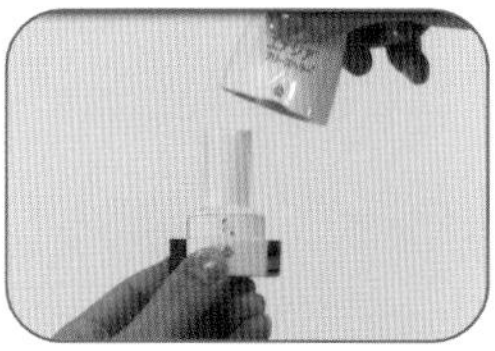

❹ □
本体の文字側を正面に持ち，キャップを外します．

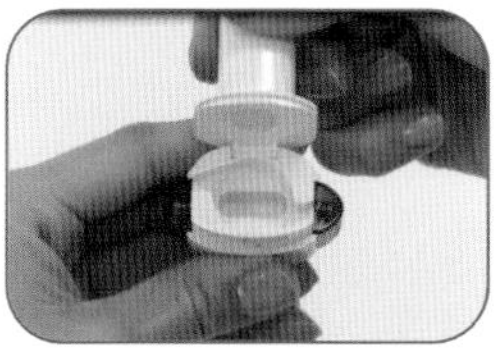

❺ □
本体上部の吸入口を持ち，後ろに倒します．

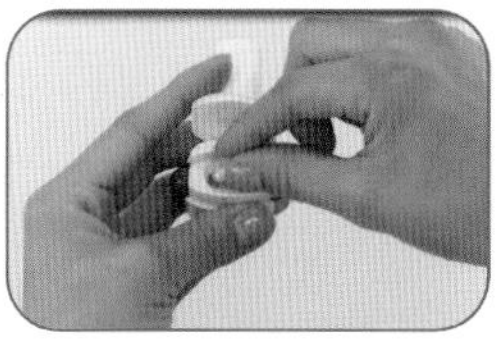

❻ □
カプセルを，本体内部の穴に入れます．

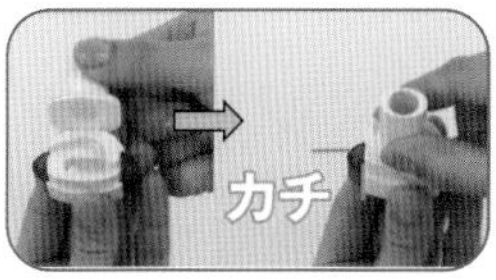

❼ □
吸入口を，「カチッ」と音がするまで閉じます．

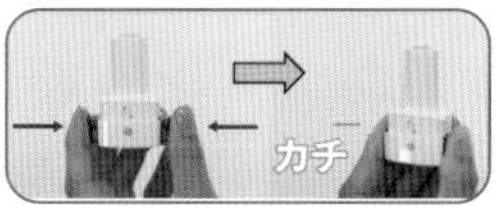

❽ □
両側のボタンを「カチッ」と音がするまで同時に1回だけ押し，ボタンから指を離します．

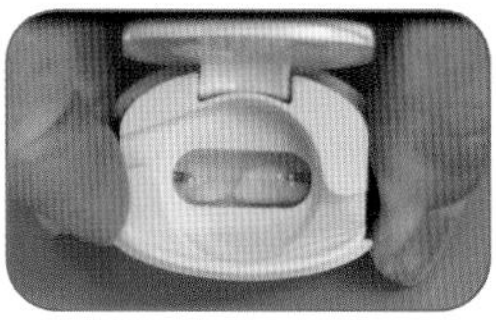

❾ □
この操作でカプセルの両側に穴が開き，中の薬を吸える状態になります．

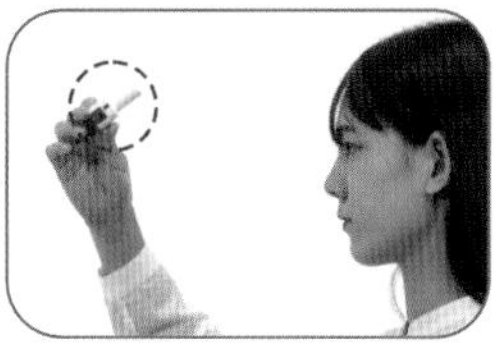

❿ □
本体下部を持ち，ここからは本体を傾けてかまいません．

ホー吸入

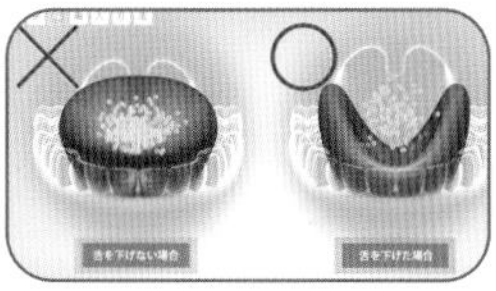

⓫
口の中に**お薬の通り道**を作る方法「ホー吸入」の説明をします．

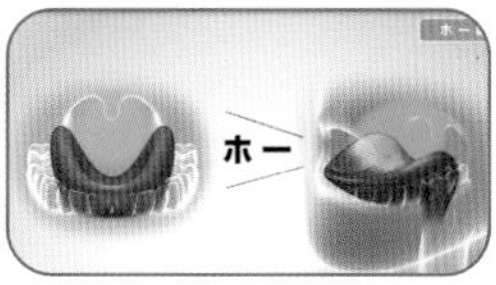

⓬ □
「ホー」と歌うように発音しながら舌を下げ，喉の奥を広げます．

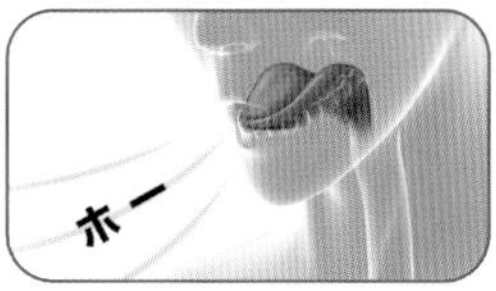

⓭ □
「ホー」の発音のまま息を吐き，

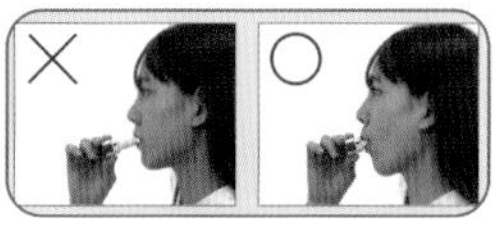

⓮ □
吸入口を舌の上に乗せて，口角に隙間がないように吸入口をしっかりくわえます．

裏面へつづく➡

⑦ ブリーズヘラー　裏面

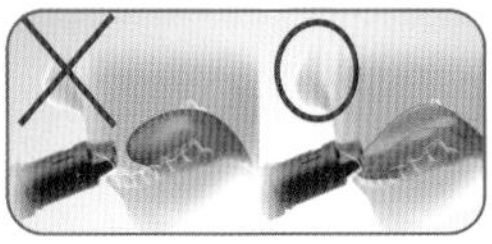

⑮ □
吸入口と舌が離れないように注意してください.

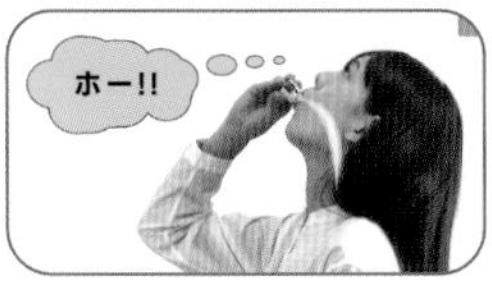

⑯ □
頭の中で「ホー」と思いながら，ゆっくり大きく吸ってください.

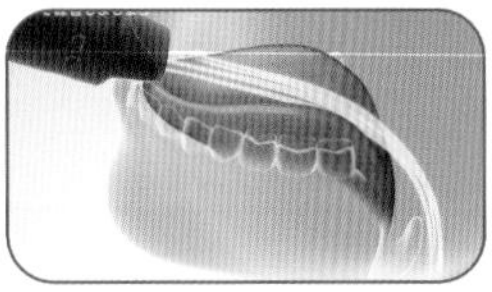

⑰ □
カプセルがカラカラと鳴り，喉の奥に空気の流れを感じれば成功です.

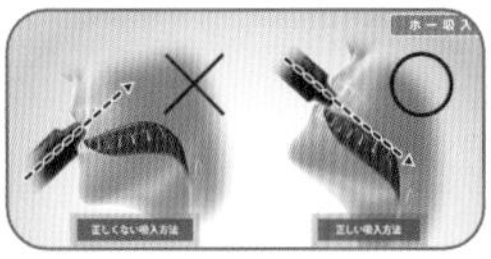

⑱ □
吸うときは下を向かず，アゴと吸入器の後ろを少し上げて，吸入口の先端を喉に向けます.

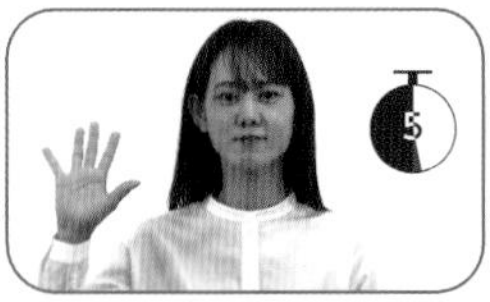

⑲ □
吸入器を口からはずして口を閉じ，なるべく5秒間息を止めます.

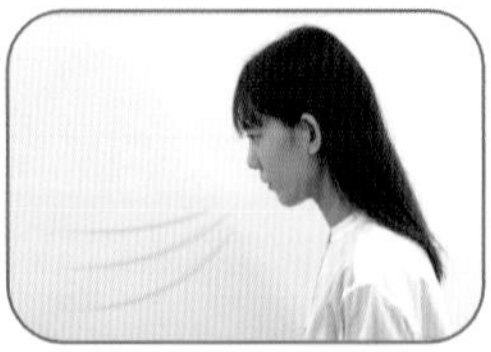

⑳ □
ゆっくり息を吐きます.

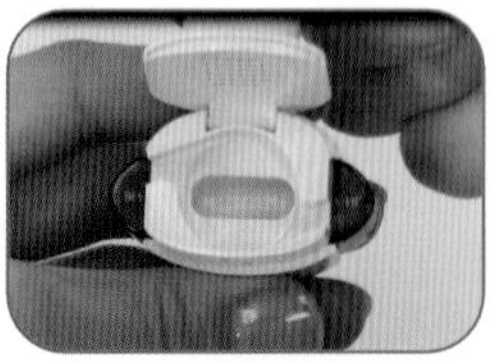

㉑ □
吸入口を後ろに倒し，カプセルの中の白い粉薬がなくなっていることを確認してください.

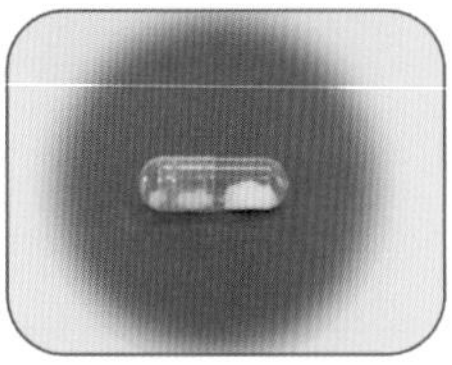

㉒ □
まだカプセルの中に薬が残っていたら，もう1度吸入口を閉じて，吸入を繰り返します.

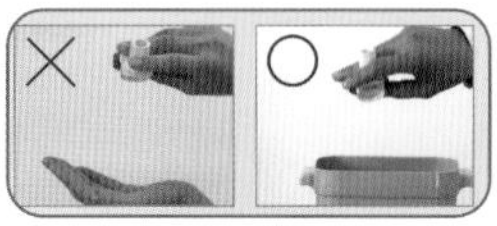

㉓ □
カプセルは手に持って捨てず，本体を逆さまにして，直接ゴミ箱に捨ててください.

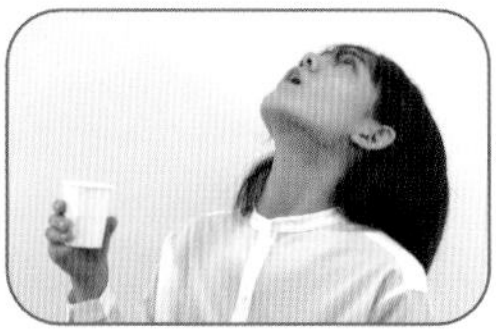

㉔ □
うがいをします．口の中3回，喉の奥まで3回，うがいをしてください.

注意点

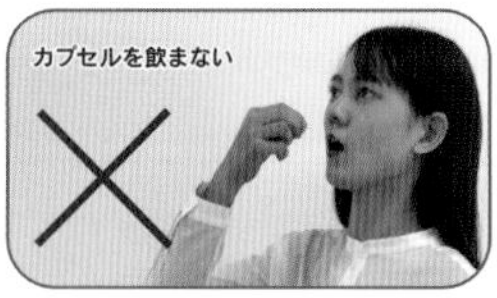

㉕
カプセルは飲み薬ではありません．絶対に飲まないでください.

注意点

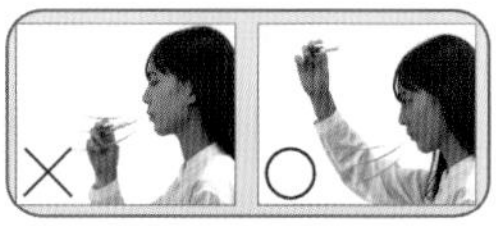

㉖
息を吐くときは，吸入口に息がかからないように注意してください.

注意点

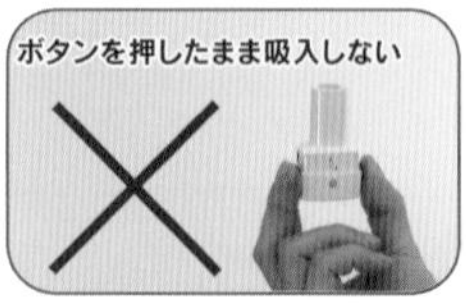

㉗
ボタンを押したまま吸入すると薬が出てこないので，ボタンから指を離して吸入します.

注意点

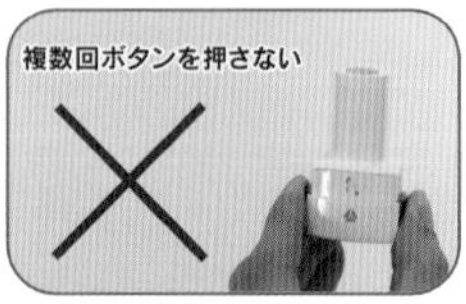

㉘
ボタンを何度も押すとカプセルが破損します．ボタンは1回だけ押してください.

注意点

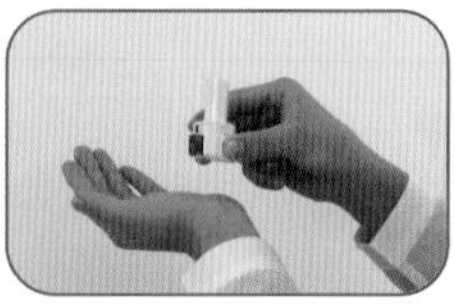

㉙
吸入時にカラカラ音がしない場合は，容器を軽く叩いてから，再度吸入してください.

●吸入操作ビデオ（日本喘息学会 HP）

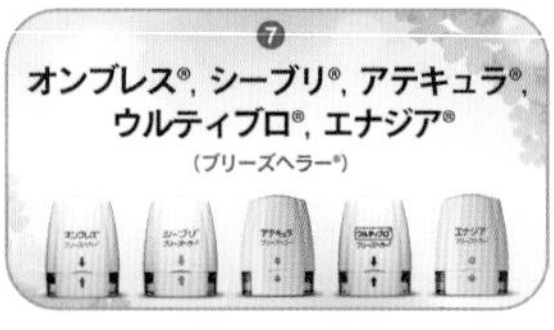

動画はこちらから

⑧ ツイストヘラー　表面

お名前：　　　　　　　　　　　　ID：　　　　　　　　　指導前・指導【　　　】か月後

吸入器の名前は【アズマネックス】です．【アサ　回，ヨル　回】を定期的に吸入してください．

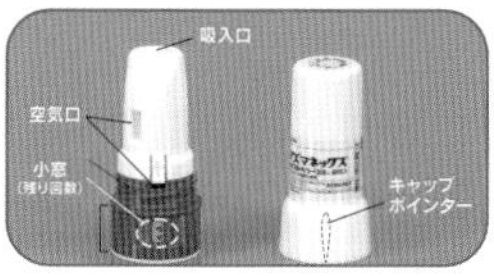

❶
吸入器の名称を示します．

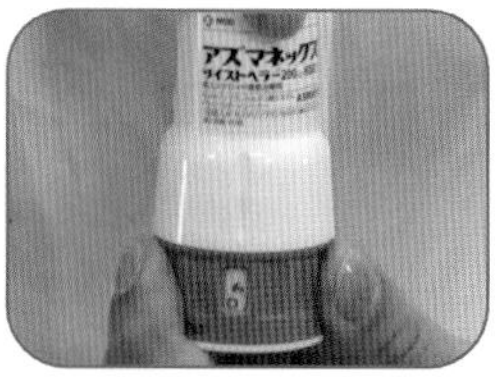

❷ □（理解したら☑）
残量カウンターに残り回数の数字が上下に並んでいます．

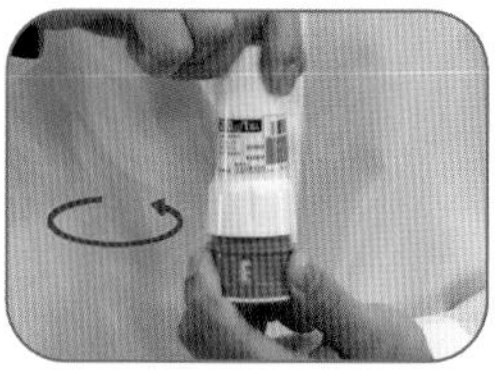

❸ □
吸入器を真っすぐに立て，キャップを右にひねって開けます．

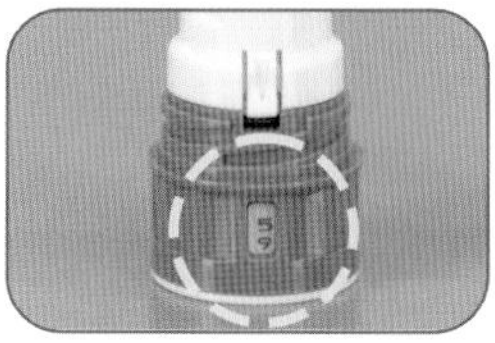

❹ □
残量カウンターの数字が，1つ減ったことを確認してください．

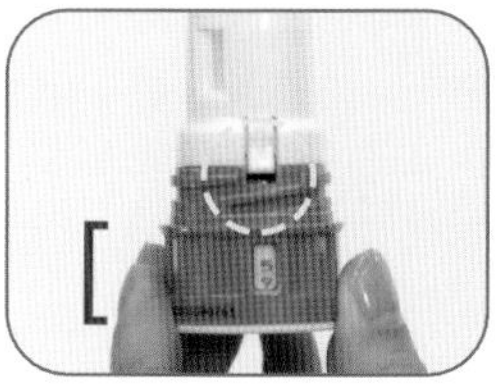

❺ □
空気口をふさがないように持ちます．

ホー吸入

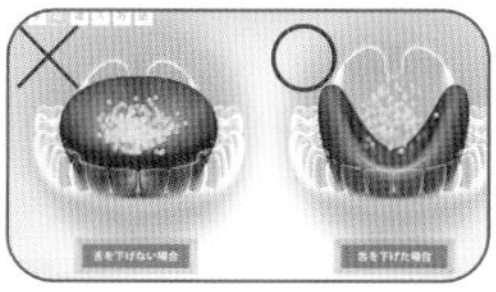

❻
口の中にお薬の通り道を作る方法「ホー吸入」の説明をします．

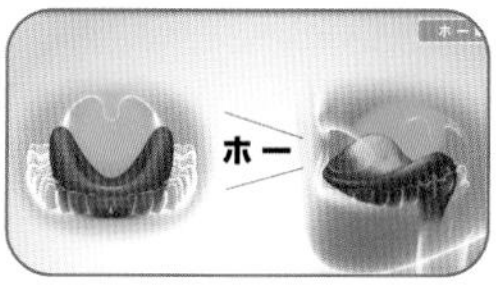

❼ □
「ホー」と歌うように発音しながら舌を下げ，喉の奥を広げます．

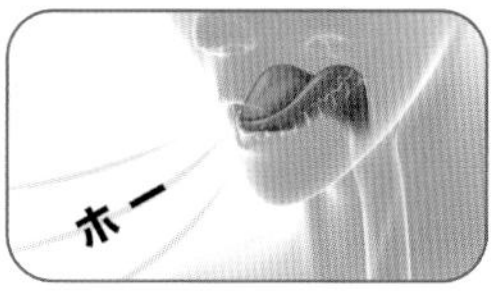

❽ □
「ホー」の発音のまま息を吐き，

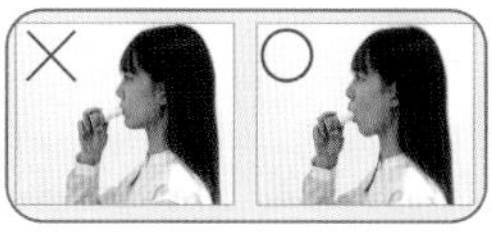

❾ □
吸入口を舌の上に乗せて，口角に隙間がないように吸入口をしっかりくわえます．

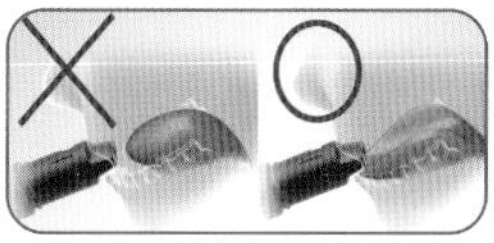

❿ □
吸入口と舌が離れないように注意してください．

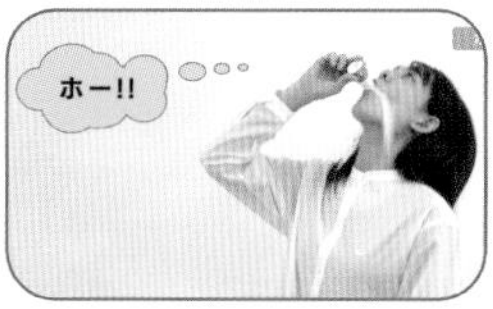

⓫ □
頭の中で「ホー」と思いながら，勢いよく大きく吸ってください．

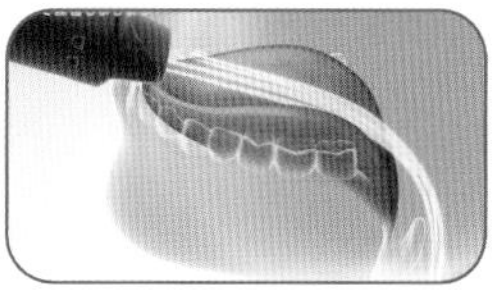

⓬ □
喉の奥に，空気の流れを感じれば成功です．

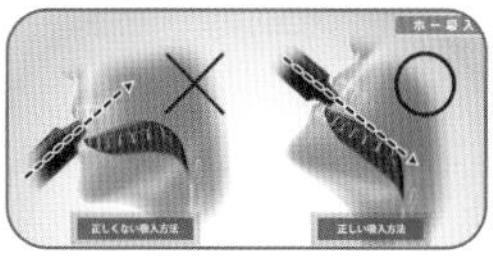

⓭ □
吸うときは下を向かず，アゴと吸入器の後ろを少し上げて，吸入口の先端を喉に向けます．

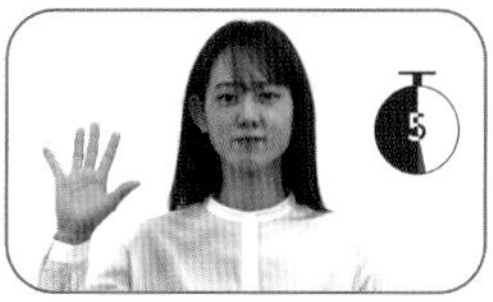

⓮ □
吸入器を口からはずして口を閉じ，なるべく5秒間息を止めます．

裏面へつづく➡

⑧ ツイストヘラー　裏面

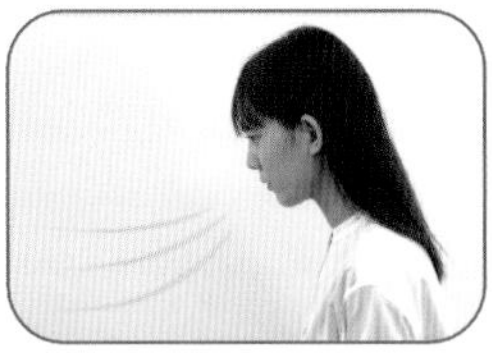

⑮ □
ゆっくり息を吐きます．

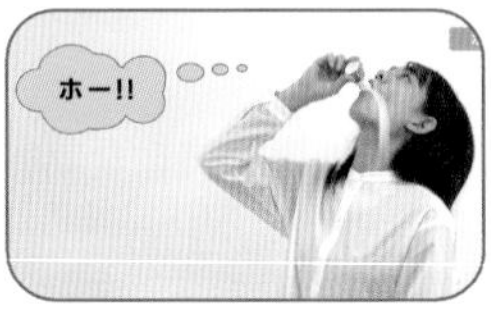

⑯ □
うまく吸入できなかった場合は，そのまま1〜2回吸入を繰り返してください．

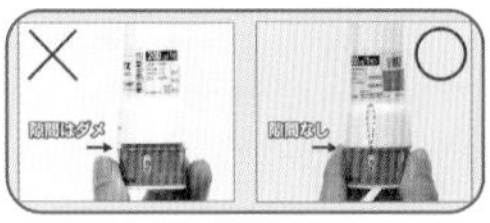

⑰ □
2回目がある場合は1度キャップを閉めます．

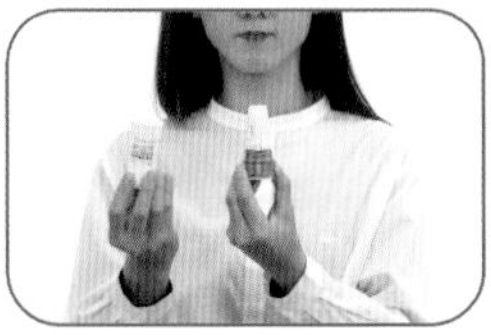

⑱ □
もう1度右にひねってキャップを開けたら吸入を繰り返します．

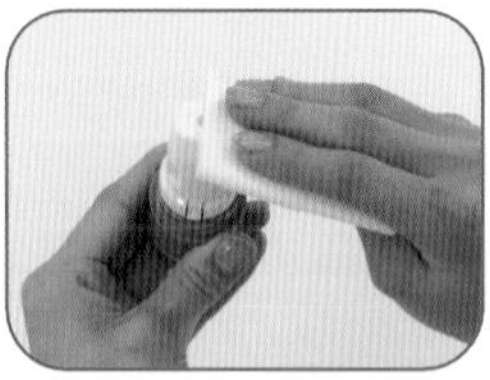

⑲ □
吸入口を拭き，清潔にしてください．

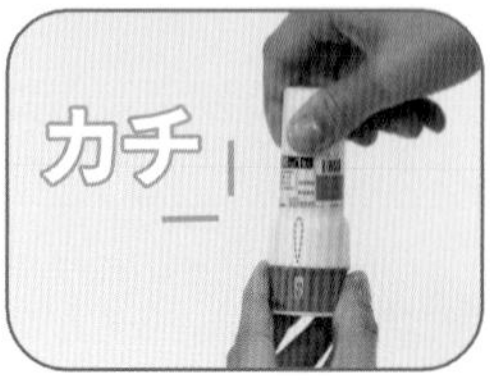

⑳ □
キャップを閉めて，キャップポインターと残量計の位置が合っていることを確認してください．

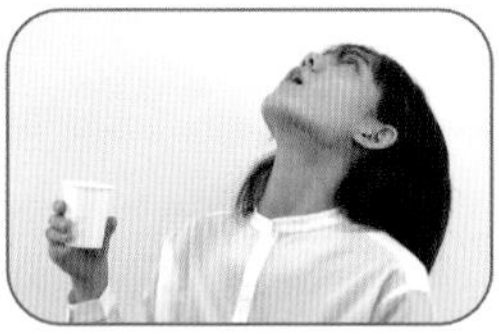

㉑ □
うがいをします．口の中3回，喉の奥まで3回，うがいをしてください．

注意点

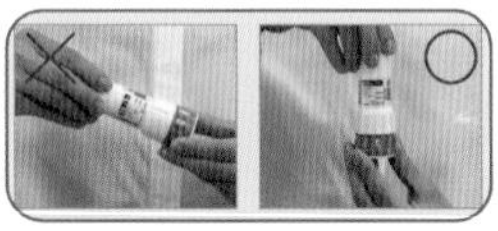

㉒
キャップを開けるときは，垂直に立てて行います．横に倒さないでください．

注意点

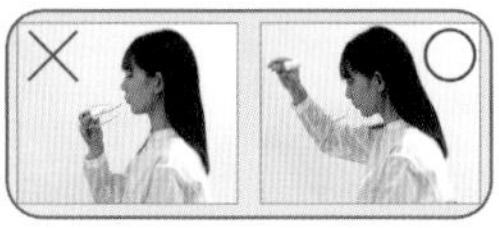

㉓
息を吐くときは，吸入口に息がかからないように注意してください．

注意点

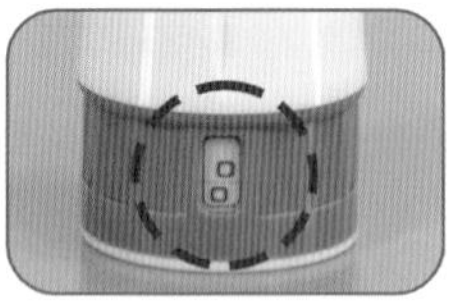

㉔
カウンターがゼロになるとロックされキャップは開きません．新しい吸入器に換えてください．

注意点

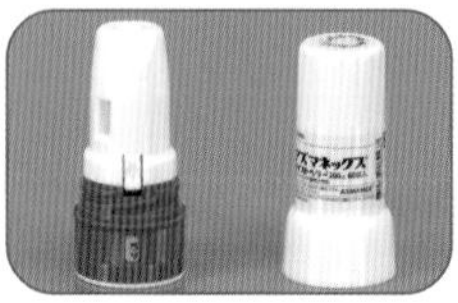

㉕
開封後3か月以上経過したら新しい吸入器に替えてください．

●吸入操作ビデオ（日本喘息学会HP）

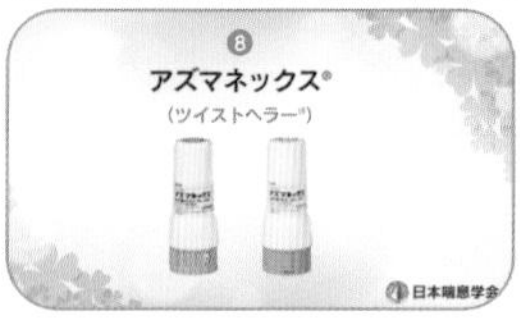

動画はこちらから

⑨ ジェヌエア　表面

お名前：　　　　　　　　　　　ID：　　　　　　　指導前・指導【　　　】か月後

吸入器の名前は【エリクラ】です.【1日2回 アサ1吸入 ヨル1吸入】を定期的に吸入してください.

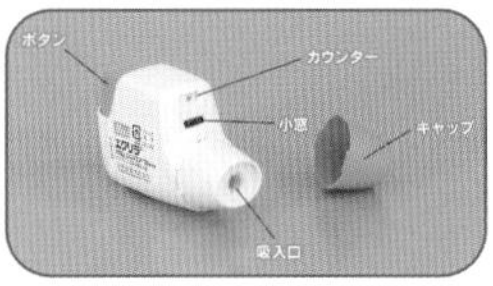

❶
吸入器の名称を示します.

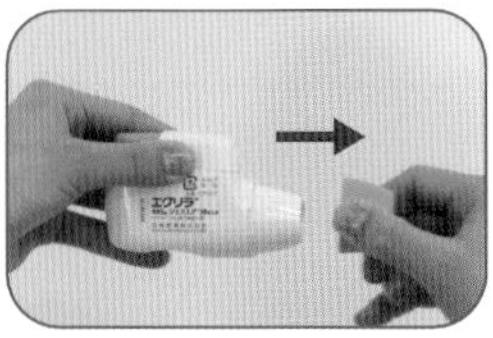

❷ □ (理解したら☑)
キャップの両側を軽く押しながら，引っ張ります.

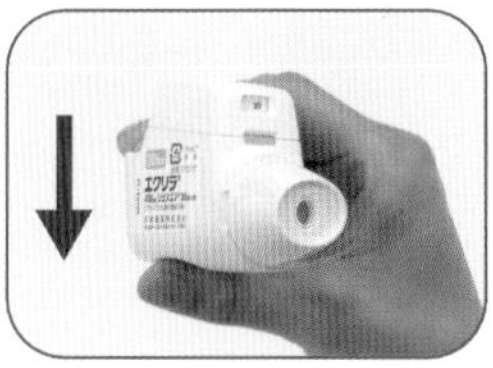

❸ □
吸入器を水平に持ち緑色のボタンを押して離します.

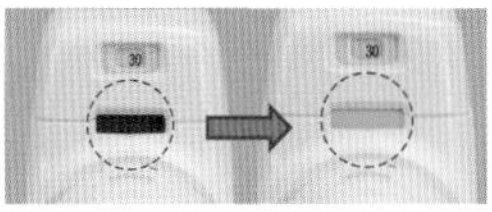

❹ □
小窓が赤色から緑色に変われば，準備が整いました.

ホー吸入

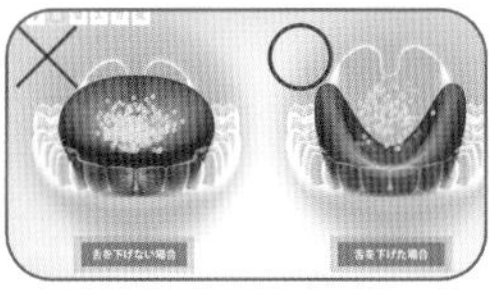

❺
口の中にお薬の通り道を作る方法「ホー吸入」の説明をします.

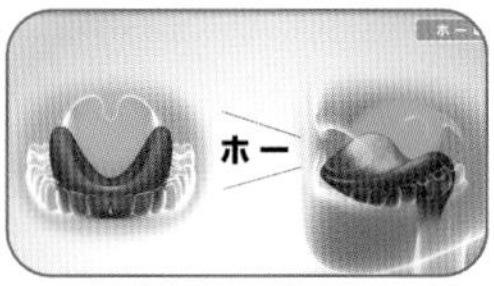

❻ □
「ホー」と歌うように発音しながら舌を下げ，喉の奥を広げます.

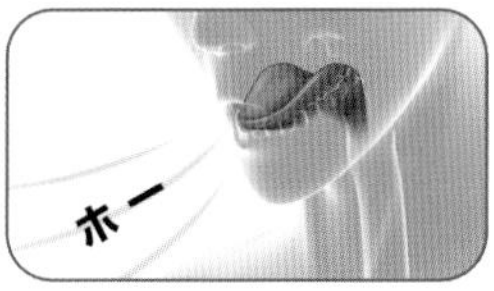

❼ □
「ホー」の発音のまま息を吐き，

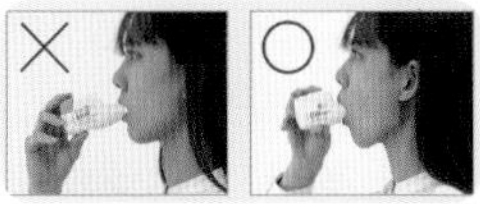

❽ □
吸入口を舌の上に乗せて，口角に隙間がないように吸入口をしっかりくわえます.

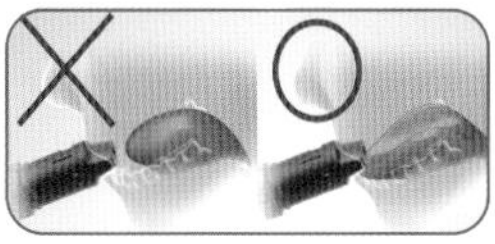

❾ □
吸入口と舌が離れないように注意してください.

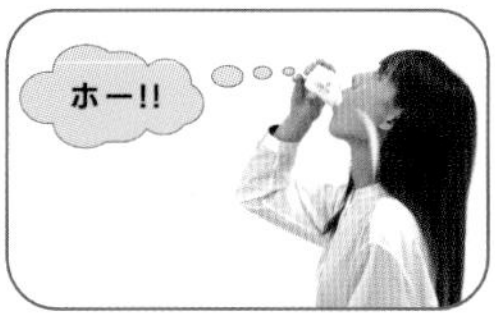

❿ □
頭の中で「ホー」と思いながら，勢いよく大きく吸ってください.

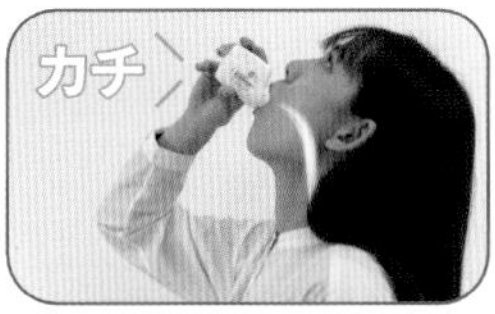

⓫ □
吸気の途中で「カチッ」と音がしますが，大きく吸いきってください.

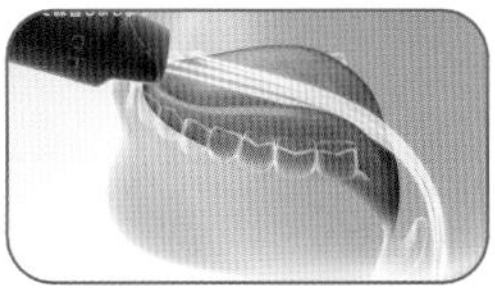

⓬ □
喉の奥に，空気の流れを感じれば成功です.

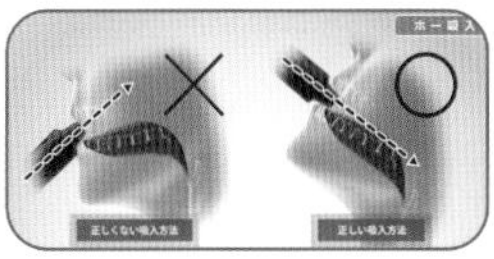

⓭ □
吸うときは下を向かず，アゴと吸入器の後ろを少し上げて，吸入口の先端を喉に向けます.

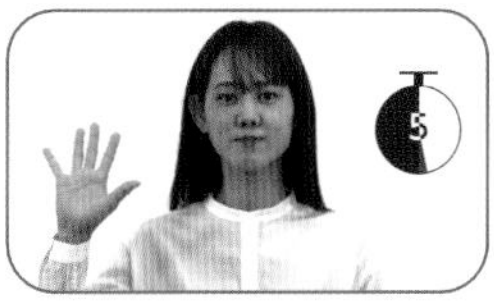

⓮ □
吸入器を口からはずして口を閉じ，なるべく5秒間息を止めます.

裏面へつづく➡

⑨ ジェヌエア　裏面

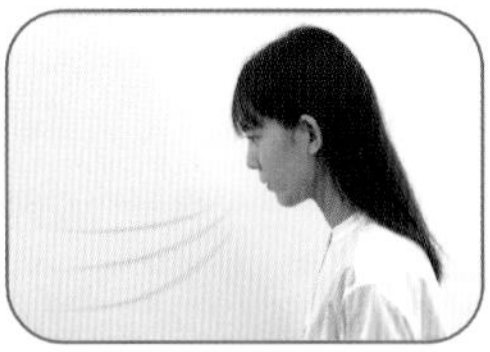

⑮ □
ゆっくり息を吐きます．

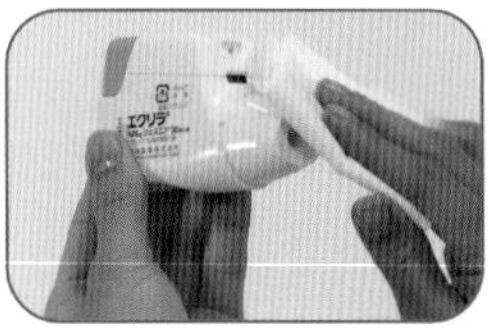

⑯ □
吸入口を拭いて清潔にしてから，キャップを閉めてください．

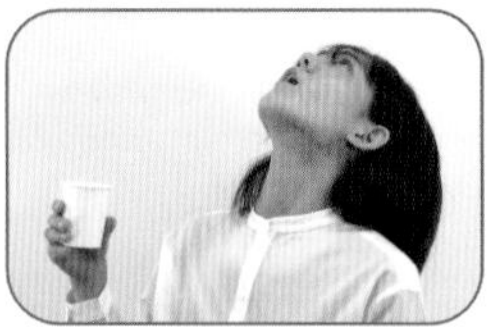

⑰ □
うがいをします．口の中3回，喉の奥まで3回，うがいをしてください．

注意点

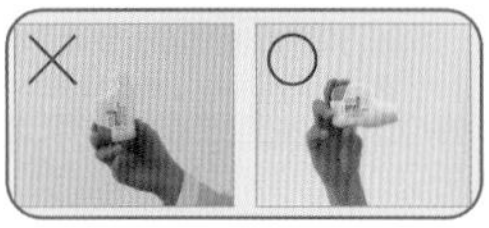

⑱
吸入器は，水平に持って操作してください．

注意点

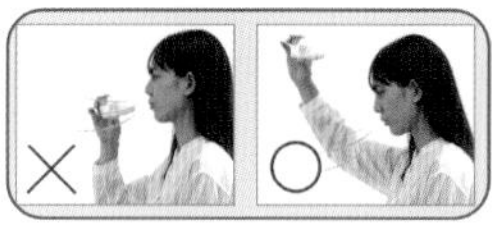

⑲
息を吐くときは，吸入口に息がかからないように注意してください．

注意点

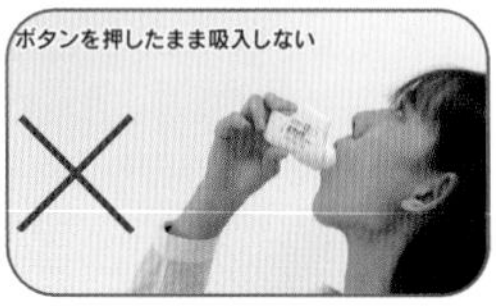

⑳
緑色のボタンを押したまま吸入しないでください．

注意点

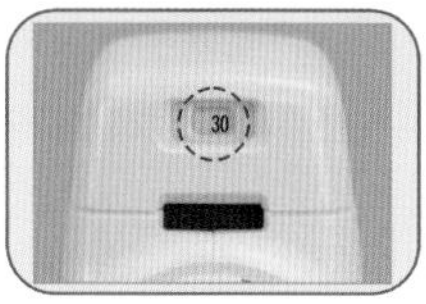

㉑
小窓に残りの回数が，10回刻みで表示されます．

注意点

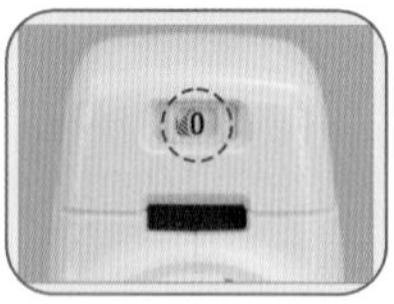

㉒
カウンターがゼロになるとロックされ，最後の1吸入が可能です．

●吸入操作ビデオ（日本喘息学会 HP）

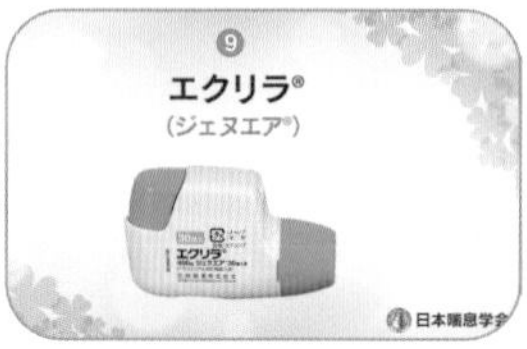

動画はこちらから

⑩ ハンディヘラー　表面

お名前：　　　　　　　　　　ID：　　　　　　　　指導前・指導【　　　】か月後

吸入器の名前は【レスピマット ハンディヘラー】です.【1日1回1カプセル アサ/ヨル】を定期的に吸入してください.

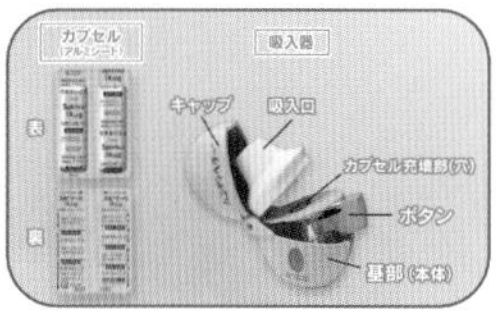

❶
吸入器の名称を示します.

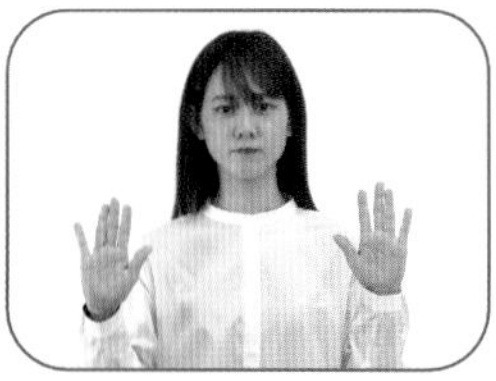

❷ □ (理解したら☑)
手を洗って清潔にし，十分に乾かしてから操作してください.

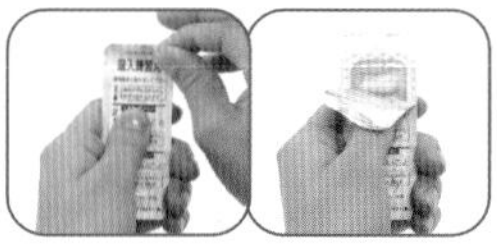

❸ □
アルミシート1の黒い線に親指を当て，反対の手で黒い線までゆっくり剥がします.

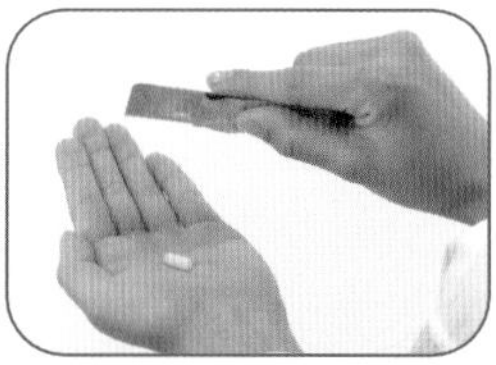

❹ □
1カプセルのみ取り出してください.

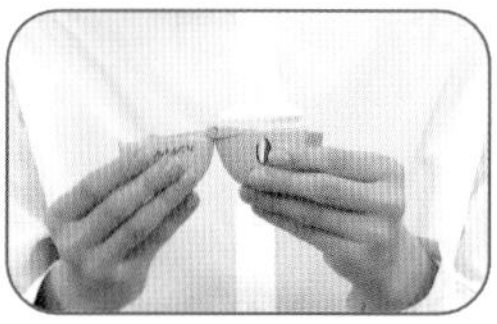

❺ □
吸入器のキャップを開けます.

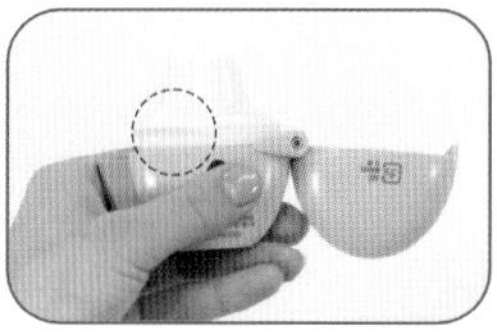

❻ □
白いマウスピースの凹んだ部分に親指をかけて開けます.

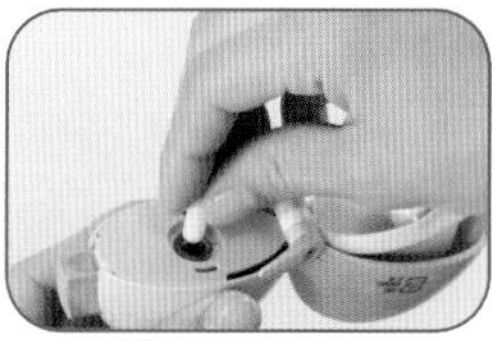

❼ □
穴にカプセルを入れます.

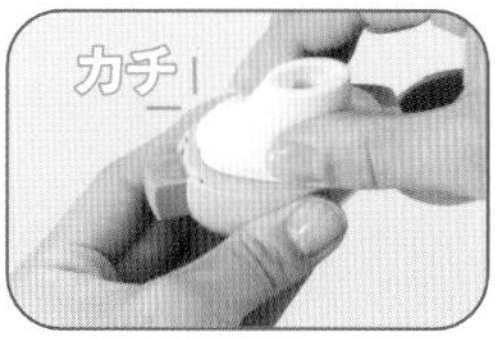

❽ □
マウスピースをカチッと音がするまで閉めます.

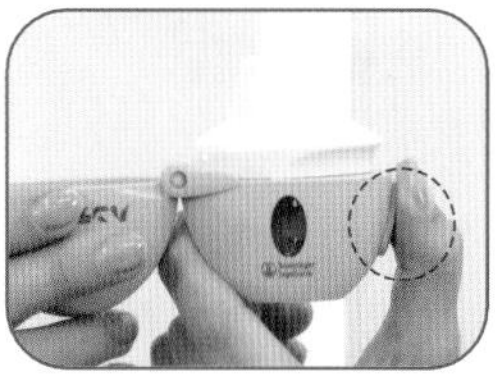

❾ □
緑色ボタンを1回だけ，止まるまで押して，離します.

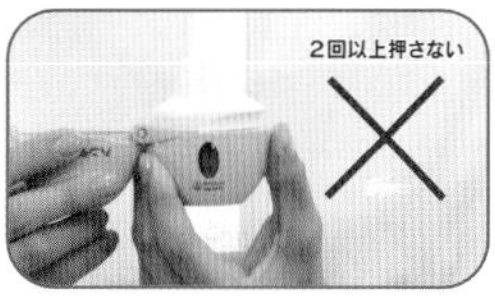

❿ □
緑色ボタンは2回以上押さないでください.

ホー吸入

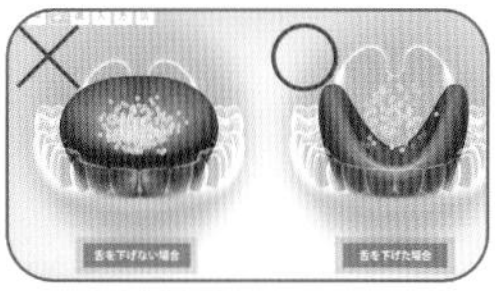

⓫
口の中にお薬の通り道を作る方法「ホー吸入」の説明をします.

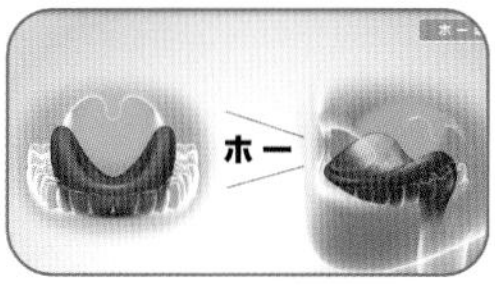

⓬ □
「ホー」と歌うように発音しながら舌を下げ，喉の奥を広げます.

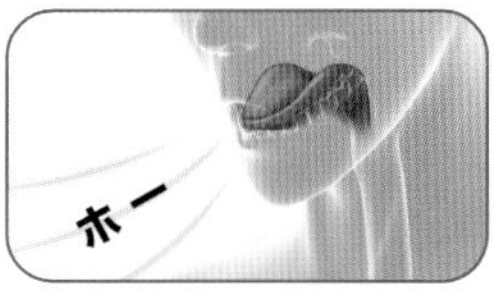

⓭ □
「ホー」の発音のまま息を吐き，

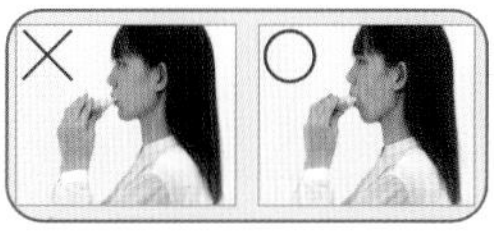

⓮ □
吸入口を舌の上に乗せて，口角に隙間がないように吸入口をしっかりくわえます.

裏面へつづく➡

⑩ ハンディヘラー　裏面

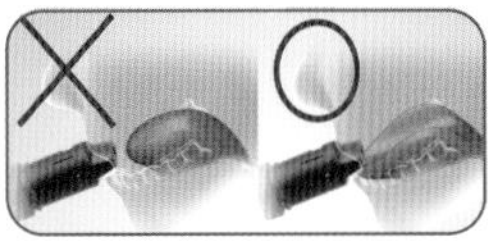

⑮ □
吸入口と舌が離れないように注意してください.

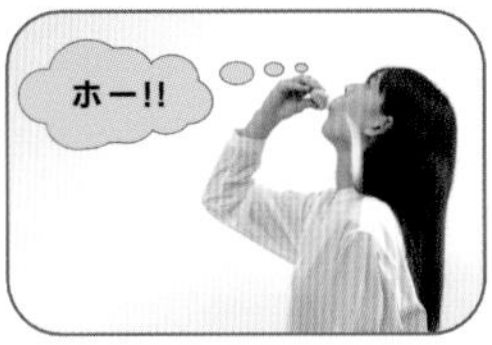

⑯ □
頭の中で「ホー」と思いながら，勢いよく大きく吸ってください.

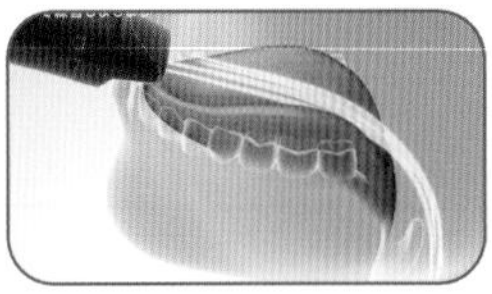

⑰ □
カプセルがカラカラと鳴り，喉の奥に空気の流れを感じれば成功です.

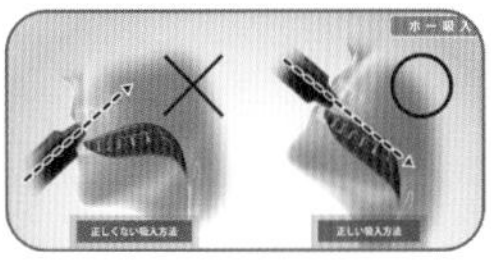

⑱ □
吸うときは下を向かず，アゴと吸入器の後ろを少し上げて，吸入口の先端を喉に向けます.

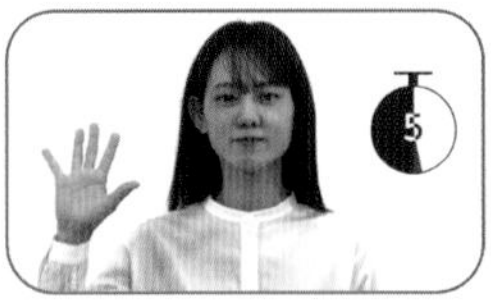

⑲ □
吸入器を口からはずして口を閉じ，なるべく5秒間息を止めます.

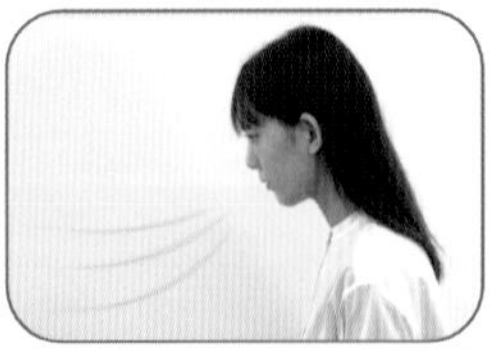

⑳ □
ゆっくり息を吐きます.

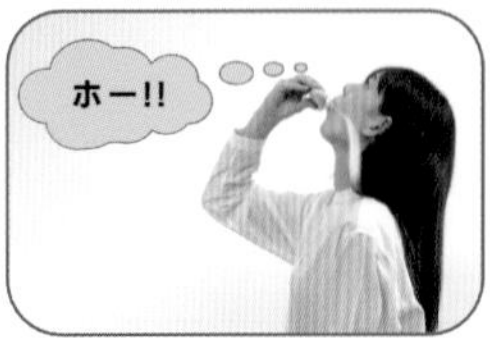

㉑ □
カプセルに薬が残らないように，もう1度吸入を繰り返します.

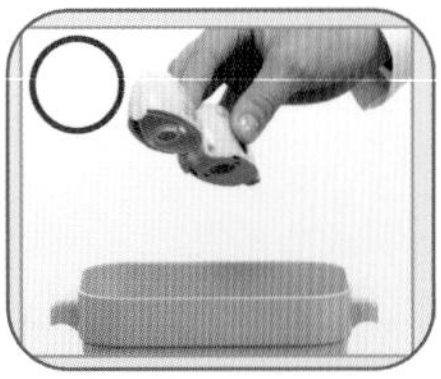

㉒ □
マウスピースを開け，中のカプセルをゴミ箱に捨てます.

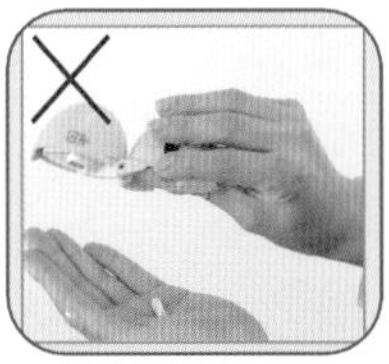

㉓ □
カプセルは手に取らず，直接ゴミ箱に捨ててください.

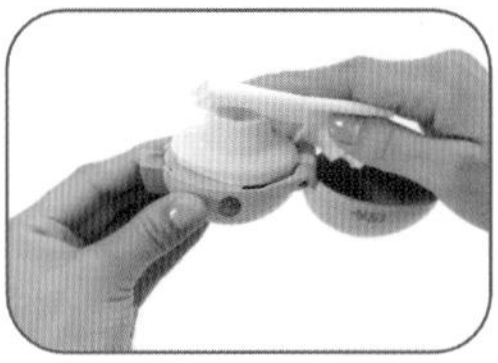

㉔ □
吸入口を拭いて清潔にしてから，キャップを閉めます.

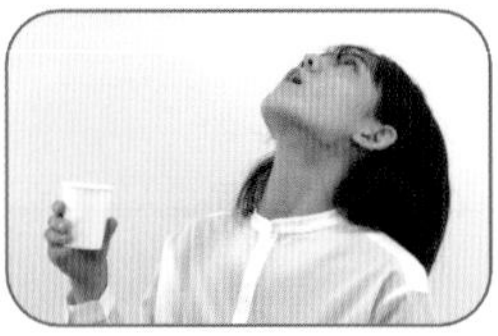

㉕ □
うがいをします．口の中3回，喉の奥まで3回，うがいをしてください.

注意点

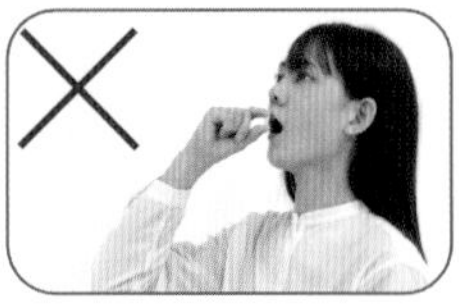

㉖
カプセルは，吸入する薬です．決して飲まないでください.

注意点

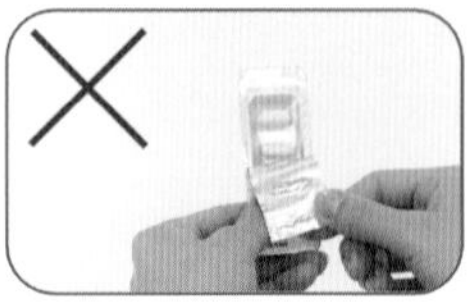

㉗
アルミシートをはがしたときに2つ目のカプセルが見えてしまったときは捨ててください.

注意点

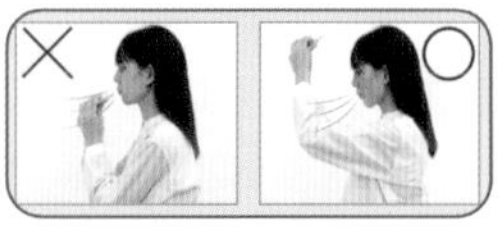

㉘
息を吐くときは，吸入口に息がかからないように注意してください.

注意点

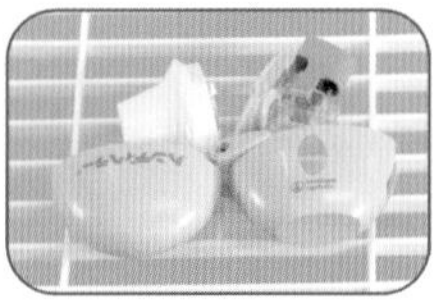

㉙
吸入器は，月に1回洗ってください．完全に乾いてから元の状態に戻してください.

●吸入操作ビデオ（日本喘息学会 HP）

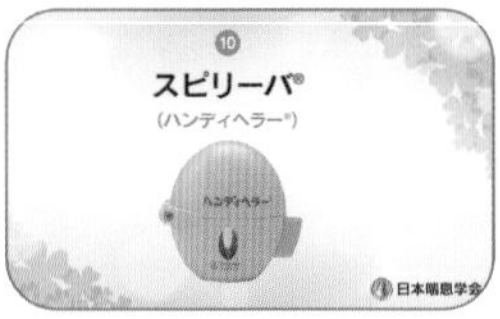

動画はこちらから

⑪ 急性増悪時 スイングヘラー　表面

お名前：　　　　　　　　　　　ID：　　　　　　　　指導前・指導【　　　】か月後

急性増悪時の家庭での対応

(1) 急性増悪時は，処方された吸入薬【メプチンスイングヘラー】を
　【成人】1 回に 1～2 吸入，1 日最大 4 回 8 吸入まで.
　【小児】1 回に 1 吸入，1 日最大 4 回 4 吸入まで.
(2) 効果不十分の場合は，20 分おきに 1 時間まで吸入を繰り返す.
(3) 以後は 1 時間に 1 回を目安とし，3 時間以内までに症状が消失，または薬剤の効果が 3～4 時間持続する場合は自宅治療とする.
(4) 主治医より，内服薬【　　　　　　　　　】の指示があれば内服する.
(5) 上記において症状を繰り返す場合は，主治医の診察を受ける.

〈救急受診が必要な場合〉
・上記で 3 時間以内に改善しない.
・増悪治療薬を 1～2 時間おきに必要とする.
・症状が悪化していく.

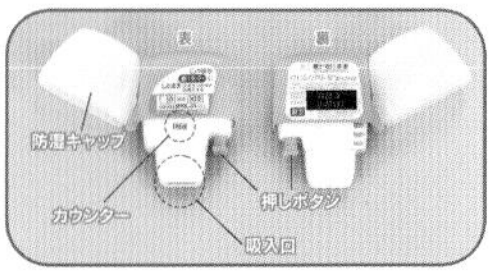

❶
吸入器の名称を示します.

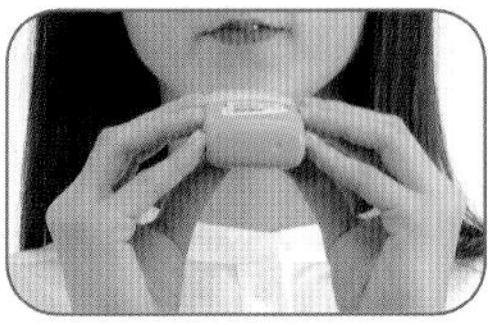

❷ □ (理解したら☑)
カウンターのある「表，水平」と書いてある面を上にして水平に持ちます.

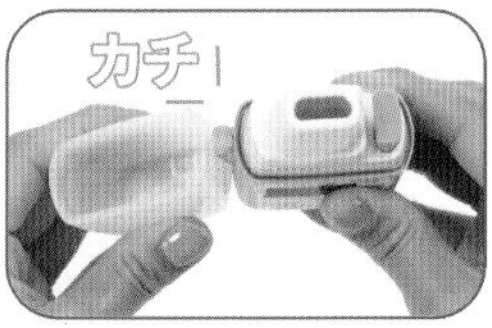

❸ □
透明なキャップを「カチッ」と止まるまで開けます.

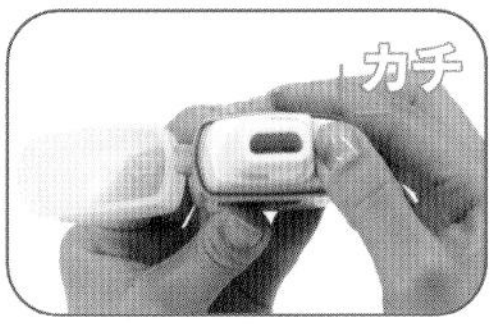

❹ □
青色のボタンを，「カチッ」と止まるまで押し，指を離します.

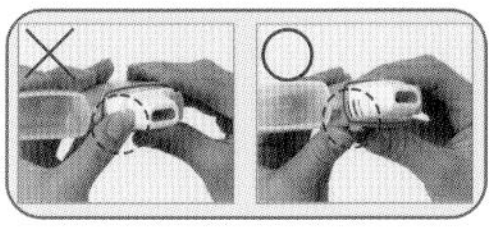

❺ □
吸入口の横にある空気孔をふさがないように，水平に持ちます.

ホー吸入

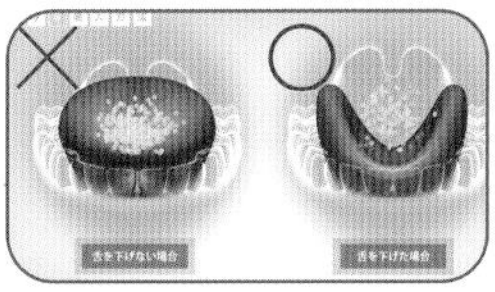

❻
口の中にお薬の通り道を作る方法「ホー吸入」の説明をします.

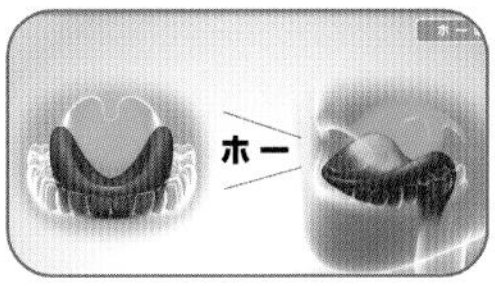

❼ □
「ホー」と歌うように発音しながら舌を下げ，喉の奥を広げます.

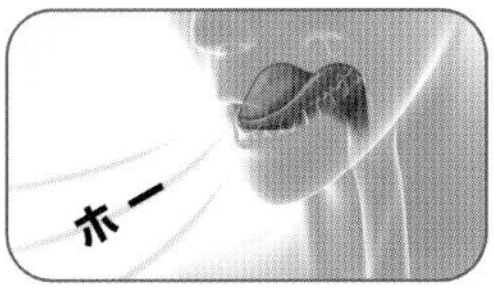

❽ □
「ホー」の発音のまま息を吐き，

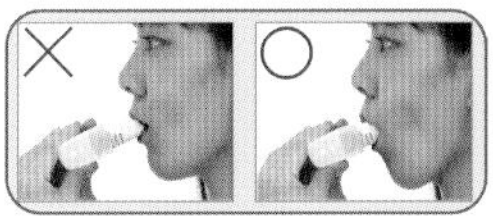

❾ □
吸入口を舌の上に乗せて，口角に隙間がないように吸入口をしっかりくわえます.

裏面へつづく➡

⑪ 急性増悪時 スイングヘラー 裏面

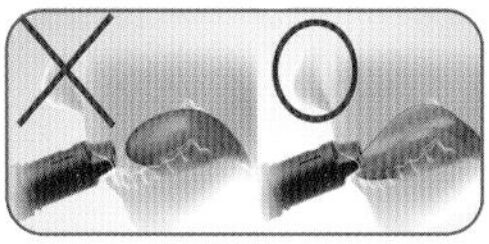

⑩ □
吸入口と舌が離れないように注意してください.

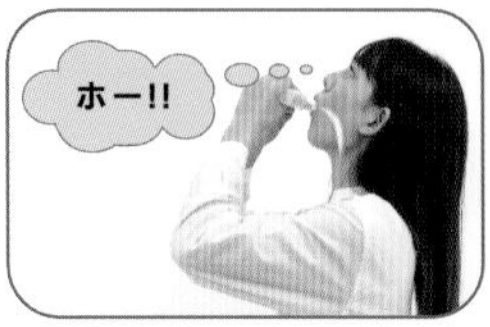

⑪ □
頭の中で「ホー」と思いながら，勢いよく大きく吸ってください.

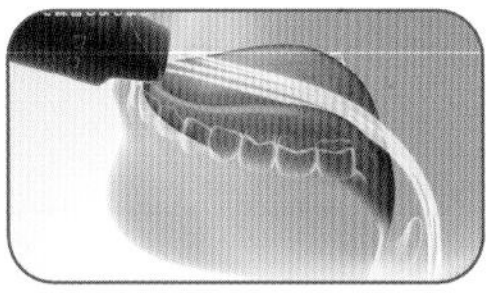

⑫ □
喉の奥に，空気の流れを感じれば成功です.

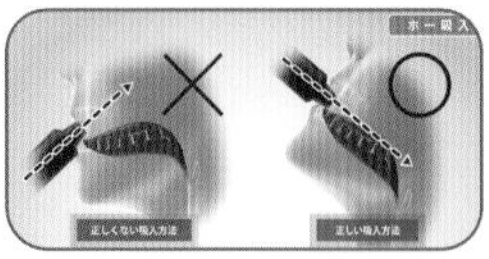

⑬ □
吸うときは下を向かず，アゴと吸入器の後ろを少し上げて，吸入口の先端を喉に向けます.

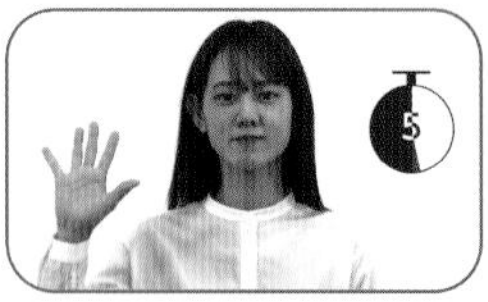

⑭ □
吸入器を口からはずして口を閉じ，苦しくない程度に息を止めます.

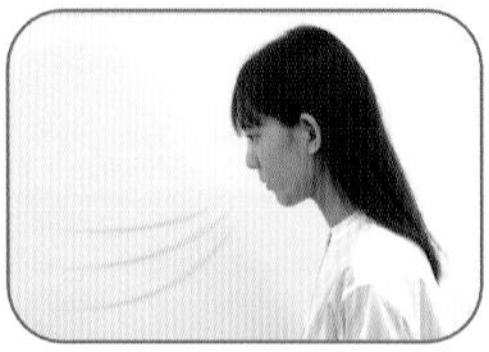

⑮ □
ゆっくり息を吐きます.

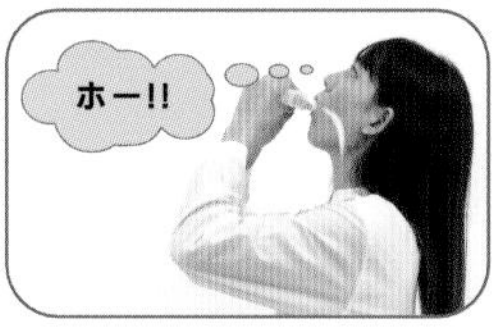

⑯ □
成人の場合は，もう1回繰り返すことが可能です.

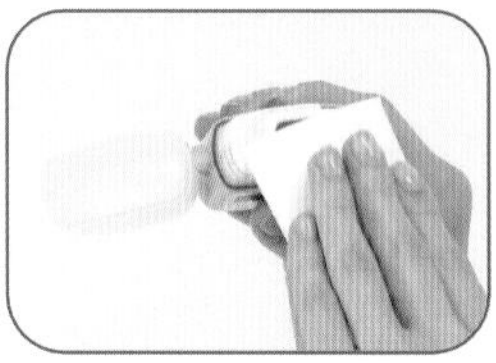

⑰ □
吸入口を拭いて清潔にしてから，キャップを閉めてください.

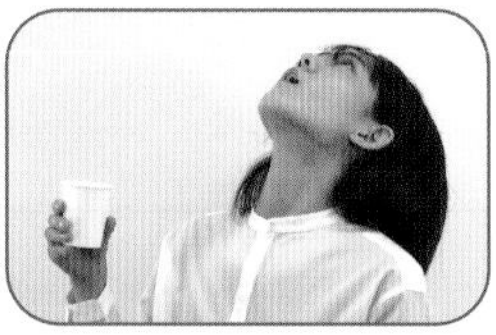

⑱ □
吸入ステロイド薬と同時に吸入した場合は，必ずうがいをしてください. できなければ水を飲んでください.

注意点

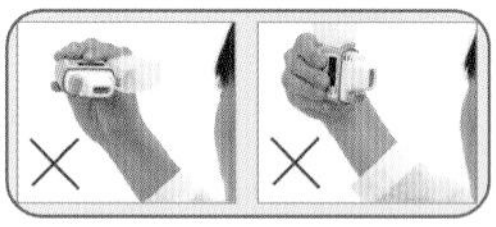

⑲
「表，水平」と書いてある面，カウンターの面を下や横向きにしないでください.

注意点

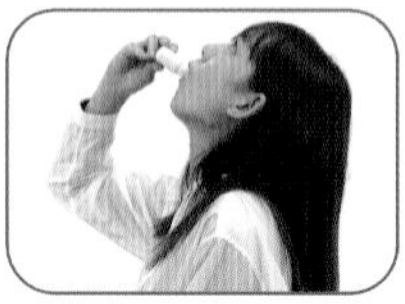

⑳
勢いよく吸えない場合は，トレーナーで音が鳴るか，医師に確認してもらってください.

●吸入操作ビデオ（日本喘息学会 HP）

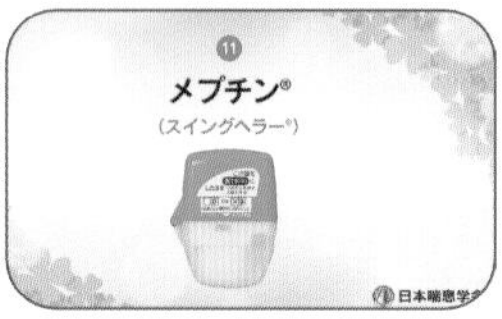

動画はこちらから

⑫ パルミコート吸入液　表面

お名前：　　　　　　　　　　　　　ID：　　　　　　　　　指導前・指導【　　　】か月後

ジェット式ネブライザーを使用し，パルミコート吸入液を【アサ　回，ヨル　回】定期的に吸入してください．

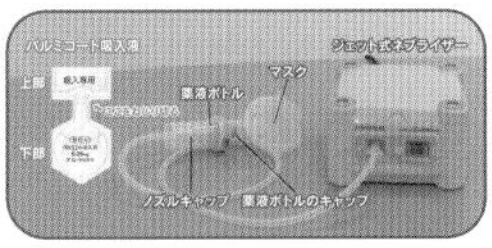

❶ ジェット式ネブライザーの説明書を読んで付属品の名前を確認してください．

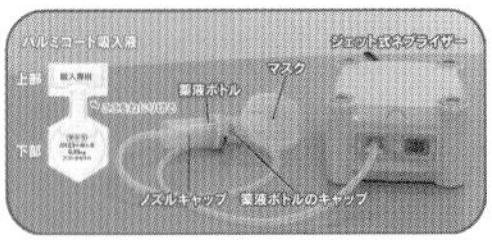

❷ □（理解したら☑）
電源が入っていないことを確認してから，コンセントに繋げてください．

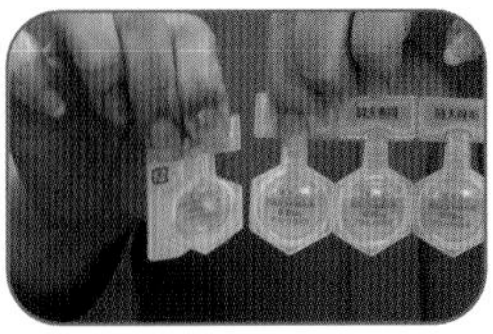

❸ □
吸入液を袋から出し，上部を持って，前後に裂くように1回分を取り外します．

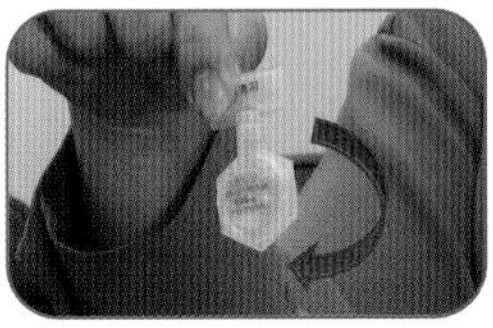

❹ □
上部を持って，沈殿した薬剤粒子が溶けるまで円をかくように泡立てないで混ぜます．

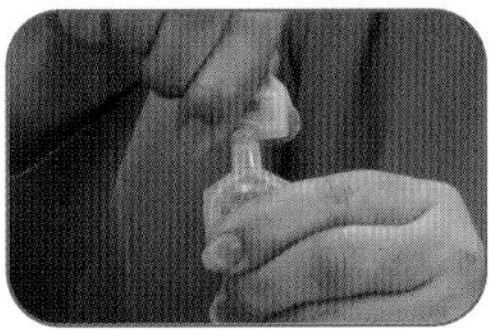

❺ □
混ぜ終わったら，吸入液を垂直に立てて，上部をねじり切って開封します．

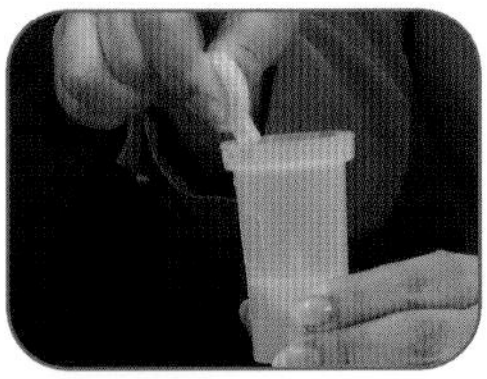

❻ □
ネブライザーの薬液ボトルに，吸入液すべてを絞り出します．

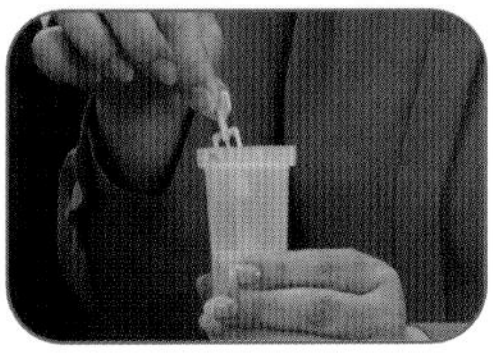

❼ □
ノズルキャップを中央に戻します．

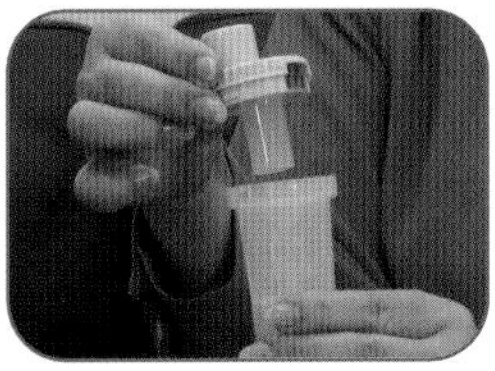

❽ □
薬液ボトルのキャップをはめてください．

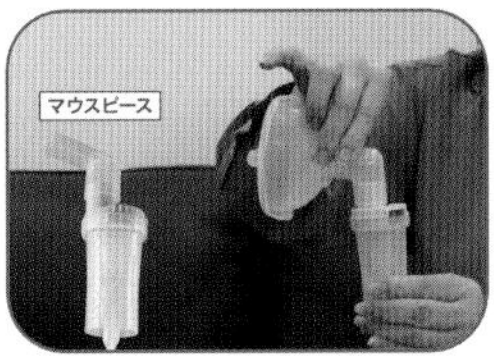

❾ □
吸入マスク，もしくはマウスピースを取り付けます．

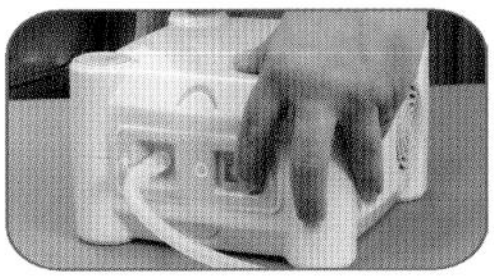

❿ □
電源スイッチを入れます．

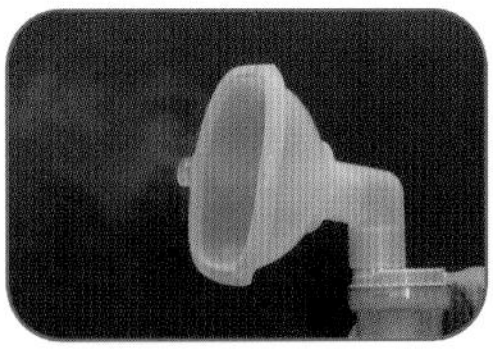

⓫ □
ミストが出ていることを確認してから，使用します．

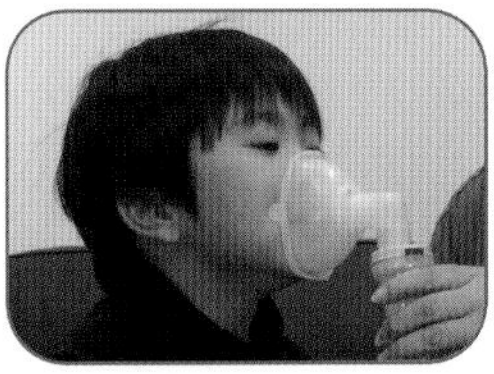

⓬ □
マスクは，鼻と口の両方をおおい，ミストが漏れないように，軽く皮膚に押し当てます．

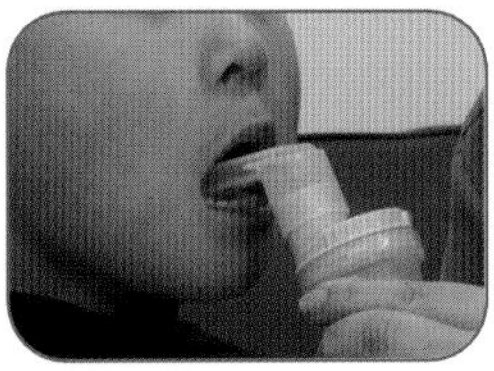

⓭ □
マウスピースを用いる場合は，歯と舌を超えるように，しっかり挿入してください．

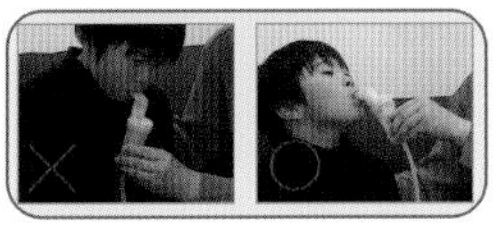

⓮ □
下を向いて吸入せず，アゴを少し上げて首を伸ばすようにして吸入します．

裏面へつづく➡

⑫ パルミコート吸入液　裏面

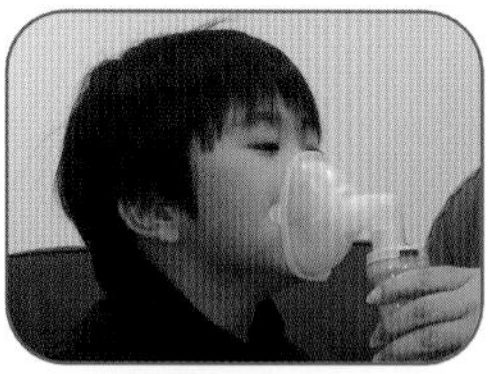

⑮ □
浅く早い呼吸ではなく，胸郭が膨らむくらいにゆっくり大きく深呼吸を繰り返します．

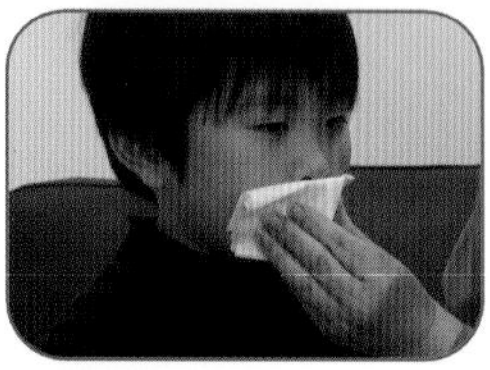

⑯ □
唾液が溜まったら，途中でもティッシュなどに吐き出させてください．

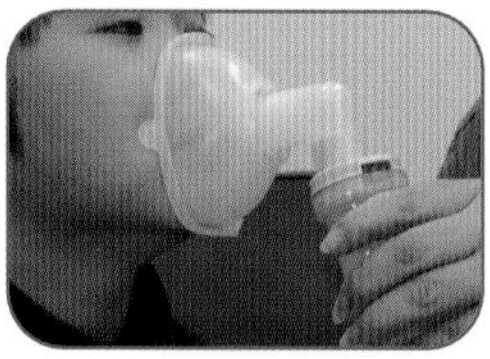

⑰ □
霧状のお薬が，出なくなったら終了です．

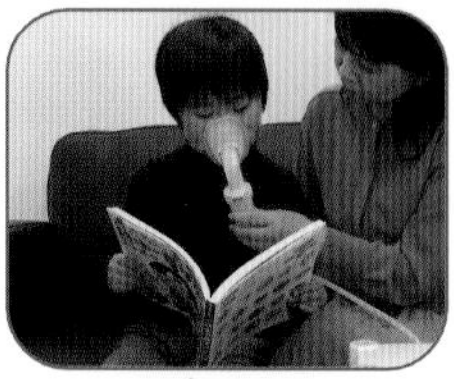

⑱ □
5分程度で終了しますが，途中で10～20分休憩をしてもかまいません．

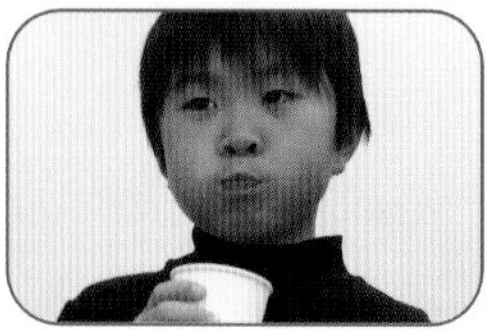

⑲ □
うがいをします．口の中3回，喉の奥まで3回，うがいをしてください．

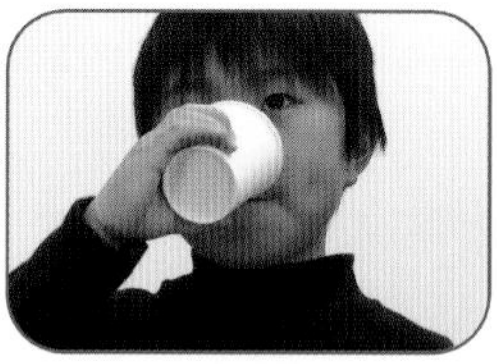

⑳ □
うがいができないお子様は，お水を十分に飲んで，口腔内に薬液が残らないようにします．

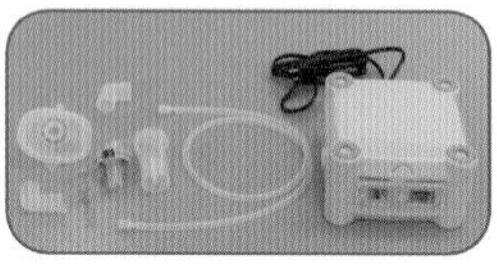

㉑
ネブライザーを毎回洗浄をして乾燥させてください．各社のネブライザーの説明書に従ってください．

注意点

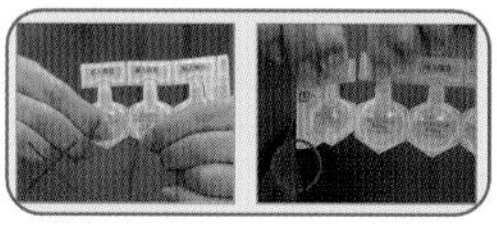

㉒
1回分のアンプルを切り離すときは，下側ではなく上側を持って切り離します．

注意点

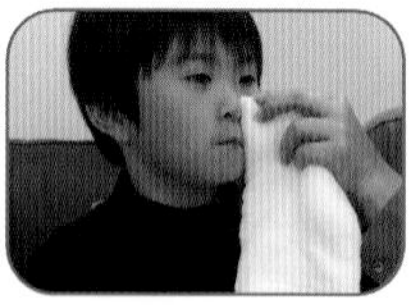

㉓
マスクの場合は，口や鼻の周りに付着したお薬を，洗ったり，拭き取ってください．

●吸入操作ビデオ（日本喘息学会 HP）

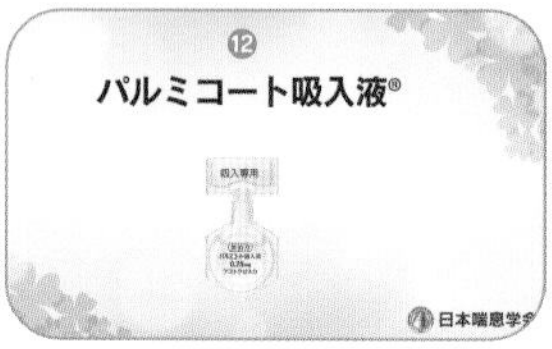

動画はこちらから

⑬ 抗インフルエンザ薬：イナビル　表面

お名前：　　　　ID：　　　　指導前・指導【　　】か月後

吸入器の名前は【イナビル】です.【アサ　回,ヨル　回】を定期的に吸入してください.

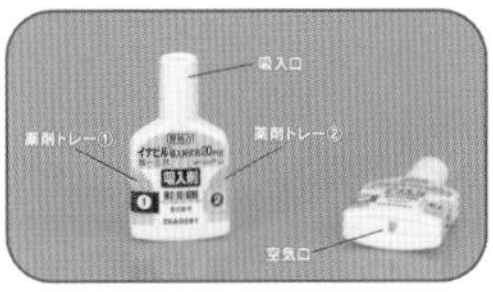

❶
吸入器の名称を示します.

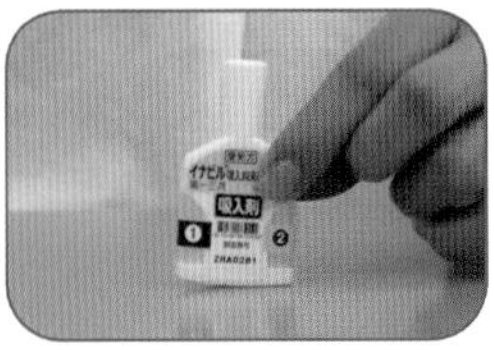

❷ □（理解したら☑）
シールが貼ってある面を正面にして立てて持ち,軽くトントントンと叩き,薬を下に集めます.

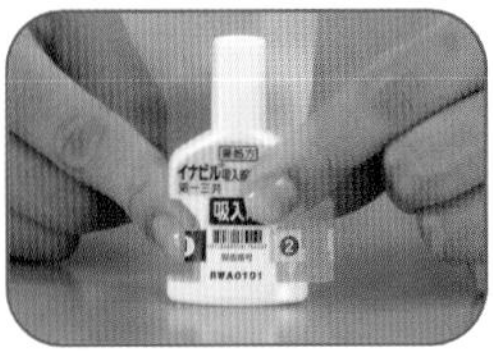

❸ □
薬剤トレー①の部分を右にスライドさせてください.シールは,はがさないでください.

ホー吸入

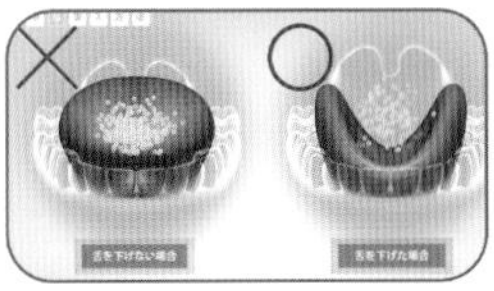

❹
口の中にお薬の通り道を作る方法「ホー吸入」の説明をします.

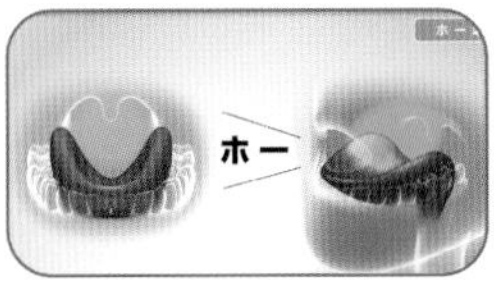

❺ □
「ホー」と歌うように発音しながら舌を下げ,喉の奥を広げます.

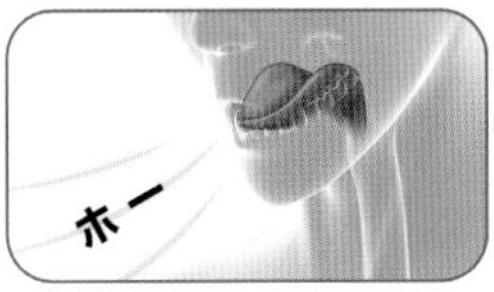

❻ □
「ホー」の発音のまま息を吐き,

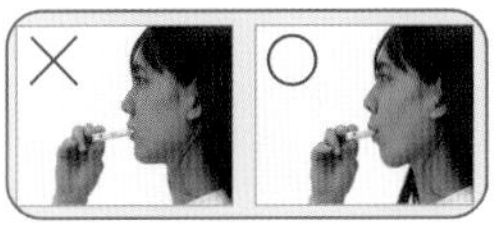

❼ □
吸入口を舌の上に乗せて,口角に隙間がないように吸入口をしっかりくわえます.

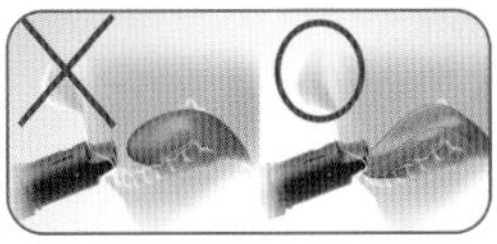

❽ □
吸入口と舌が離れないように注意してください.

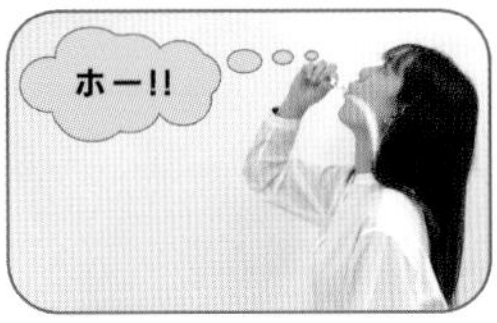

❾ □
頭の中で「ホー」と思いながら,勢いよく大きく吸ってください.

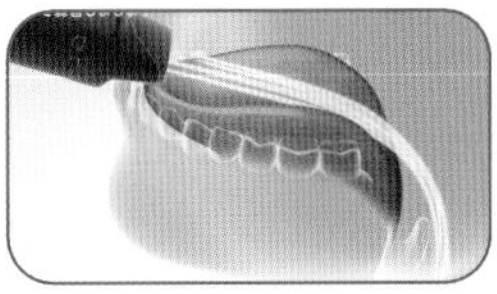

❿ □
喉の奥に,空気の流れを感じれば成功です.

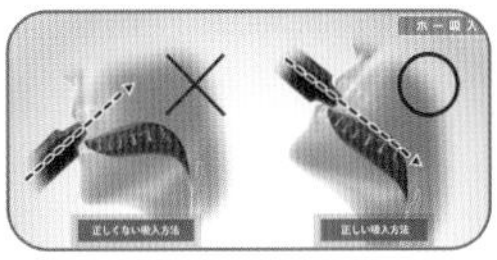

⓫ □
吸うときは下を向かず,アゴと吸入器の後ろを少し上げて,吸入口の先端を喉に向けます.

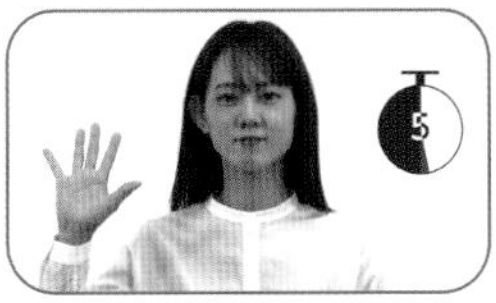

⓬ □
吸入器を口からはずして口を閉じ,なるべく5秒間息を止めます.

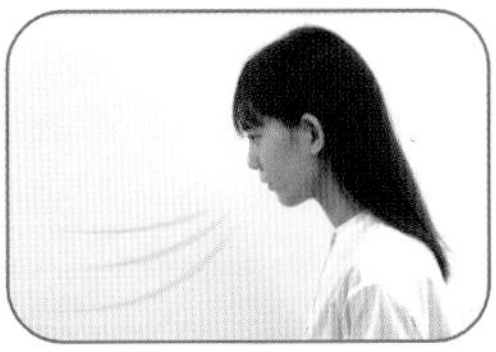

⓭ □
ゆっくり息を吐きます.

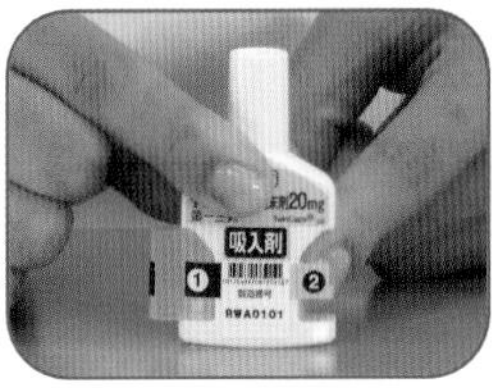

⓮ □
2回目の吸入準備です.吸入器を立てて薬剤トレー②の部分を左にスライドさせてください.

裏面へつづく➡

⑬ 抗インフルエンザ薬：イナビル 裏面

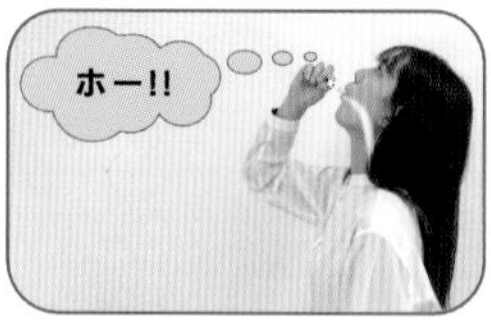

⑮ □
同じように，2回目の吸入をします．

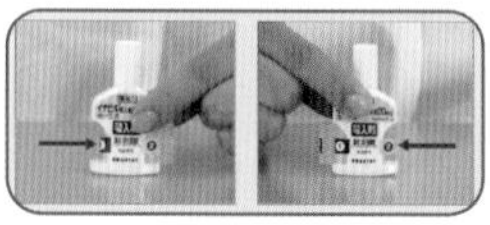

⑯ □
お薬の吸い残しがないように，左右の吸入をもう1度繰り返します．

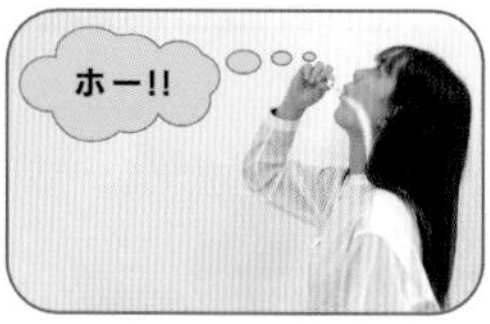

⑰ □
トレー①②を，もう1度同じように吸入します．

注意点

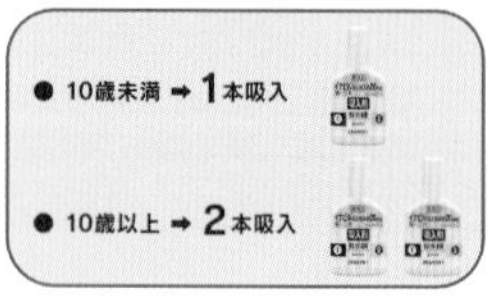

⑱
10歳未満の方は，1本で終了です．10歳以上の方は，2本目を同様に繰り返してください．

注意点

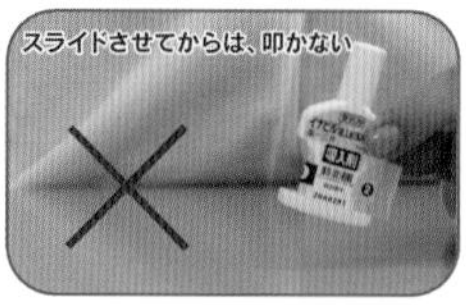

⑲
薬剤トレーをスライドさせてからは，叩かないでください．

注意点

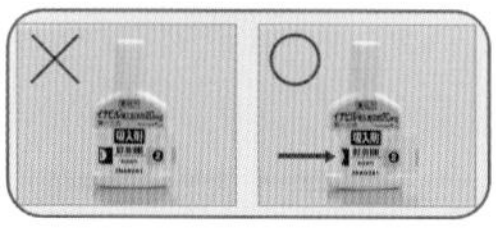

⑳
薬剤トレーは，止まるまで確実にスライドさせてください．

注意点

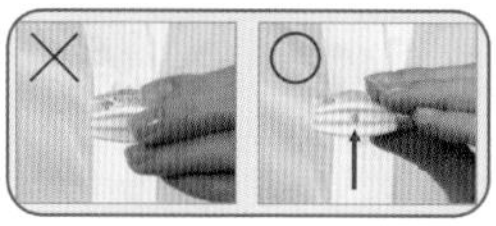

㉑
底の空気孔を，指でふさがないでください．

注意点

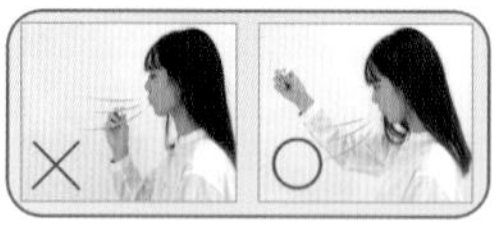

㉒
息を吐くときは，吸入口に息がかからないように注意してください．

●吸入操作ビデオ（日本喘息学会 HP）

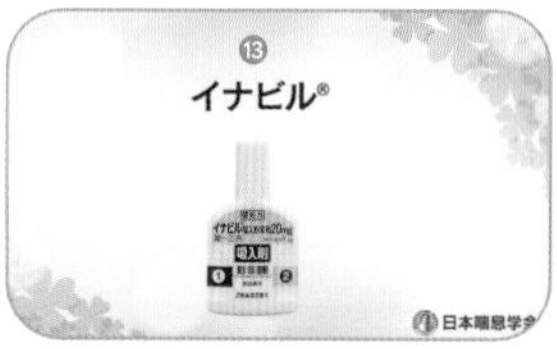

動画はこちらから

⑭ 抗インフルエンザ薬：リレンザ　表面

お名前：　　　　　　　　　　　ID：　　　　　　　　指導前・指導【　　　】か月後

吸入器の名前は【リレンザ】です．【アサ 2ブリスター，ヨル 2ブリスター】を定期的に吸入してください．

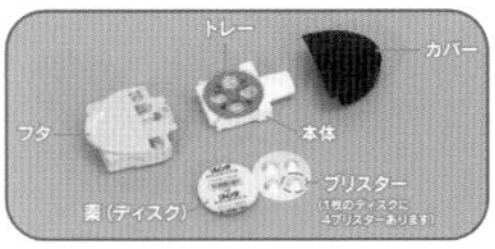

❶
吸入器の名称を示します．

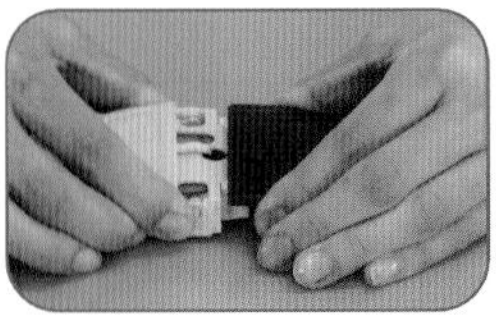

❷ □ （理解したら☑）
カバーを外します．

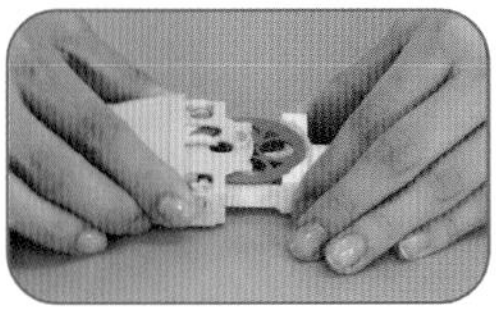

❸ □
白いトレーの両端を持って，動かなくなるところまで静かに引き出します．

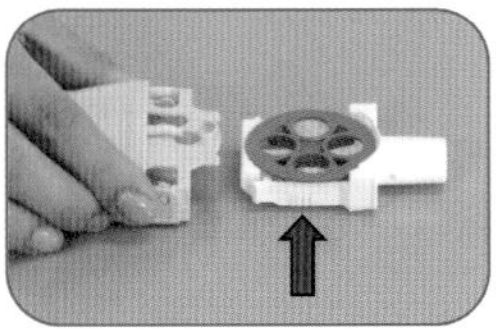

❹ □
トレー側面のギザギザした部分を内側に押しながら，取り出します．

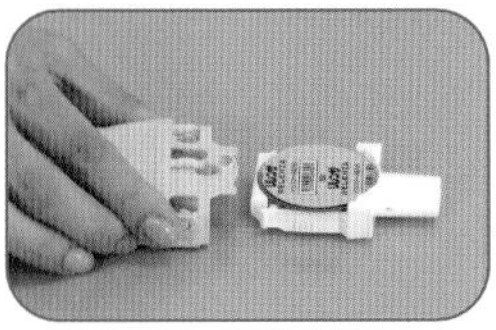

❺ □
トレーの4つの穴にディスクの凹凸を合わせて乗せます．

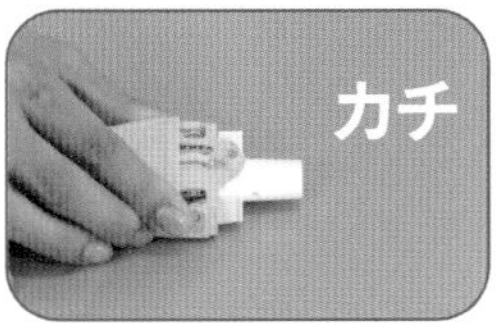

❻ □
トレーを「カチッ」と音がするまで押し込みます．

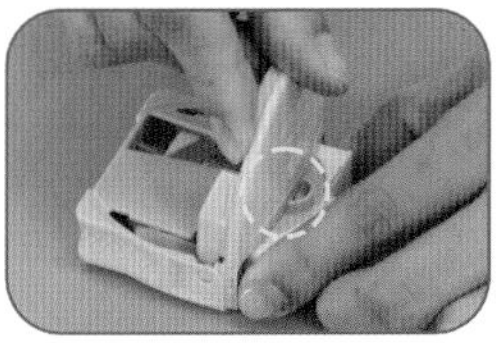

❼ □
フタを垂直に立てて，針でブリスターに穴を開けます．

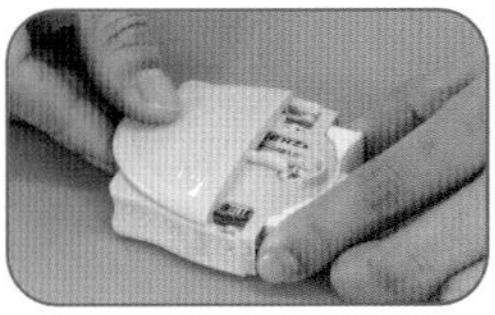

❽ □
フタを閉じ，針を引っ込めます．

ホー吸入

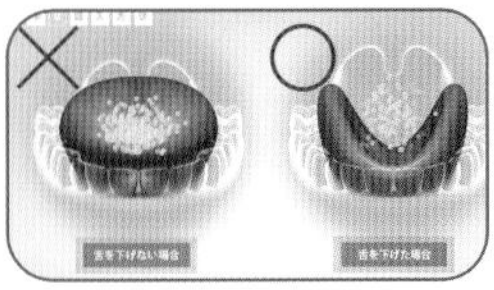

❾
口の中に**お薬の通り道**を作る方法「ホー吸入」の説明をします．

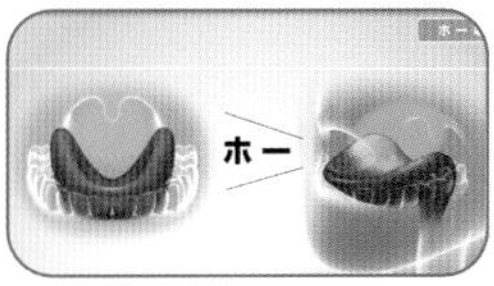

❿ □
「ホー」と歌うように発音しながら舌を下げ，喉の奥を広げます．

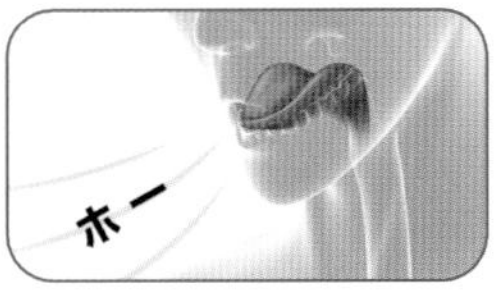

⓫ □
「ホー」の発音のまま息を吐き，

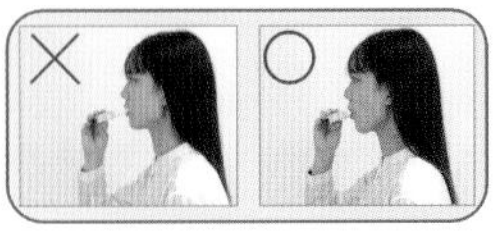

⓬ □
吸入口を舌の上に乗せて，口角に隙間がないように吸入口をしっかりくわえます．

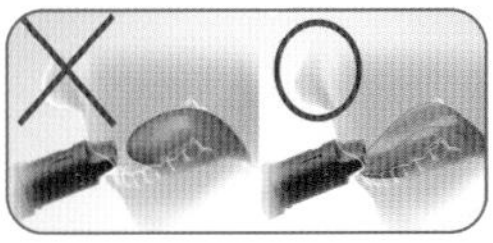

⓭ □
吸入口と舌が離れないように注意してください．

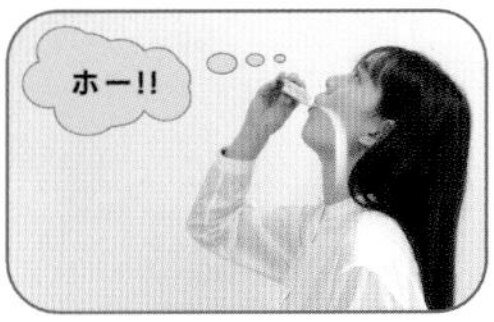

⓮ □
頭の中で「ホー」と思いながら，**勢いよく大きく**吸ってください．

裏面へつづく➡

1
2
3
4
5
6
7
8
9
10

⑭ 抗インフルエンザ薬：リレンザ　裏面

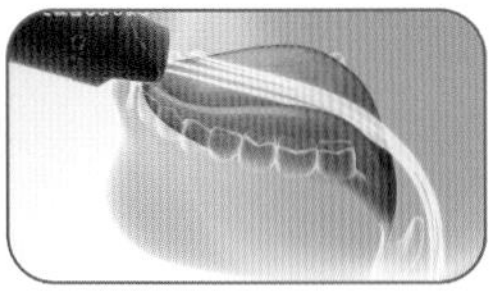

⑮ □
喉の奥に，空気の流れを感じれば成功です．

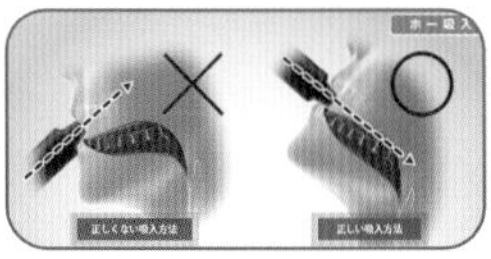

⑯ □
吸うときは下を向かず，アゴと吸入器の後ろを少し上げて，吸入口の先端を喉に向けます．

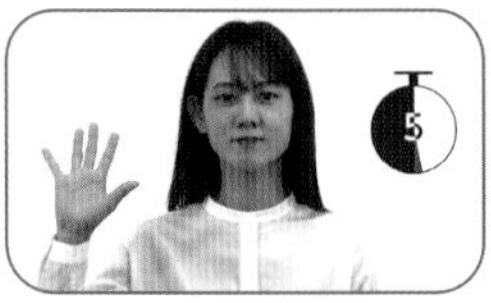

⑰ □
吸入器を口からはずして口を閉じ，なるべく5秒間息を止めます．

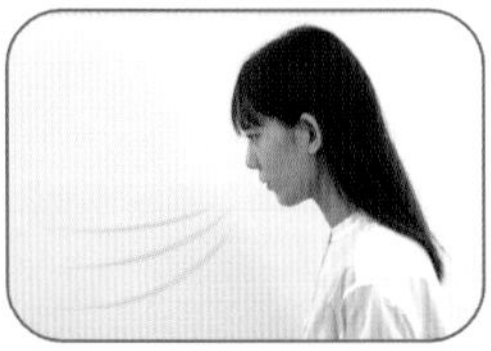

⑱ □
ゆっくり息を吐きます．

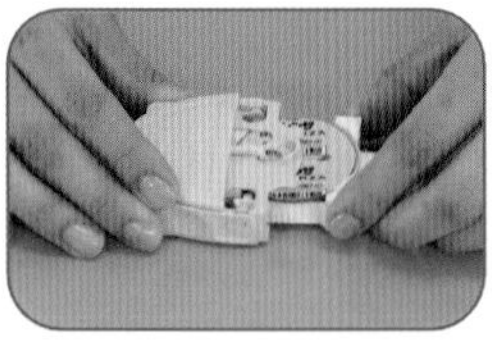

⑲ □
2回目の吸入準備です．もう1度トレーを引き出し「カチッ」と音がするまで押し込みます．

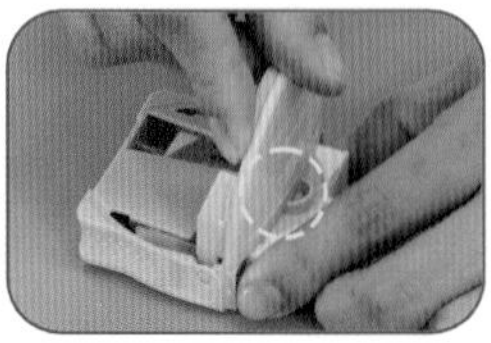

⑳ □
⑦～⑱を繰り返します．

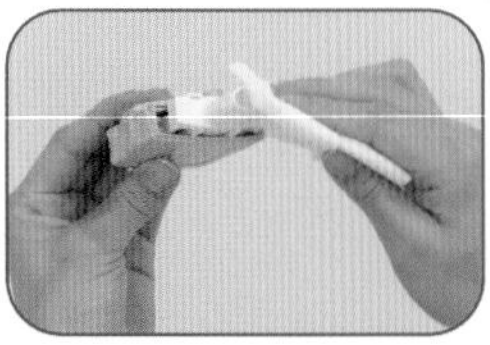

㉑ □
吸入口を拭き，清潔にしてください．

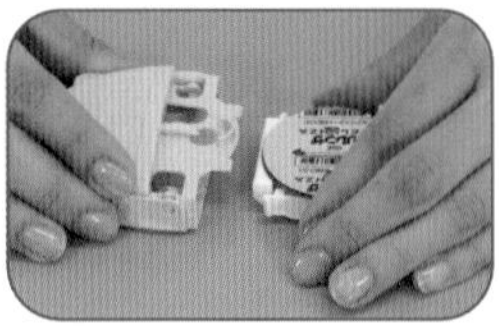

㉒ □
4つのディスクを使い終わったら，トレーから外します．

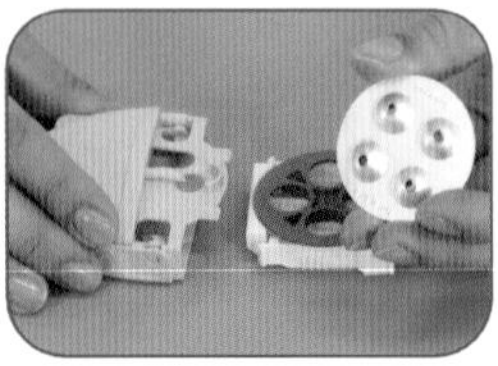

㉓ □
使い終わったディスクは，捨ててください．

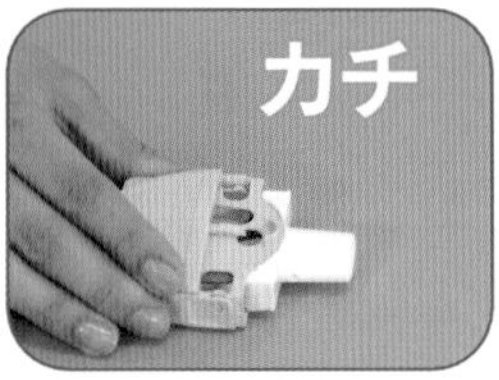

㉔ □
トレーを戻して，カバーを閉めてください．

注意点

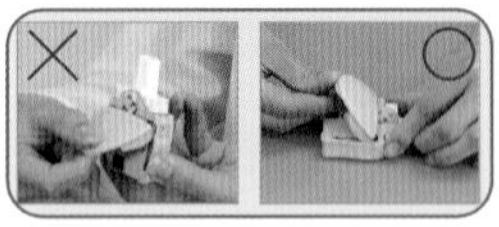

㉕
中の薬がこぼれないように，平らな場所で操作してください．

注意点

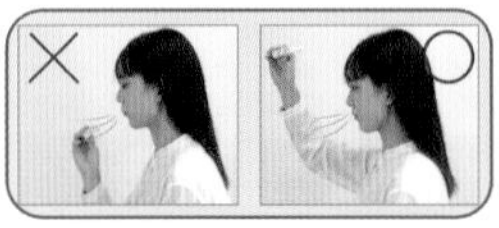

㉖
息を吐くときは，吸入口に息がかからないように注意してください．

注意点

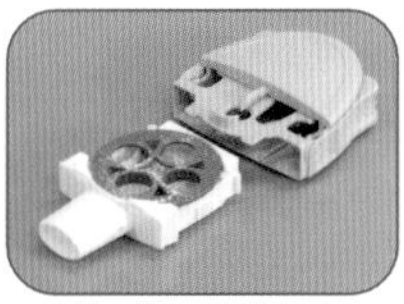

㉗
薬の粉でトレーが汚れたときは，トレーを外して掃除してください．
水洗いした場合は，十分に乾かしてください．

●吸入操作ビデオ（日本喘息学会 HP）

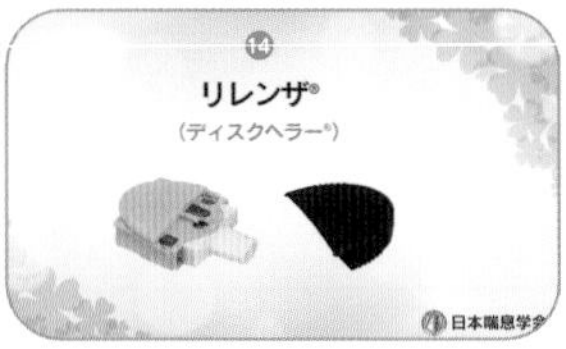

動画はこちらから